名医が教える即効ケア

こむら返りは自分で治せる！

内科医 川嶋 朗

宝島社

寝ているときにふくらはぎに激痛がきて、
こむら返りになることがある。
ちょっと体をねじっただけで、筋肉がつってしまう。
歩いていると、よく脚が突っ張る。
……そんな症状に心当たりはありませんか？

しかも、以前より頻繁に起こるようになっているのに、
「年だからしかたがない」なんて諦め、
放っておいてはいませんか？

実は、頻繁に起こるこむら返りには
重篤な病気が隠れている可能性があります。
糖尿病、脊柱管狭窄症、脳卒中などを
持病や隠れた病気が引き起こすこともあるため、
くり返し起こるこむら返りを
放っておいてはいけないのです。

筋肉がつって激痛がきたときに〝即〟できる対処法や
日頃からできる予防法を紹介しますので、
ぜひ実践して、突然襲いくるこむら返りを撃退してください。

はじめに

突然、激しい痛みと筋肉の硬直に襲われる「こむら返り」。あまりの痛みに動くこともできず、ひたすら激痛に耐えていた……ということは、誰でも一度は経験しているのではないでしょうか。

こむら返りが頻繁に起こると、睡眠不足になって体調をくずしたり、歩くのがつらくなって家事、趣味の活動や運動が制限されるなど、生活の質を低下させてしまうことにもなりかねません。

そこで、本書では自分で治せる「こむら返り克服法」を網羅し、じっくりと丁寧に紹介していきます。

克服するには、まず〝敵〟を知ることが第一歩。

こむら返りとは何か、どういう原因で起こるのか、そのメカニズムを解説していきます。

そして、起きてしまったときの対処法、さらにこむら返りの予防法をたくさん掲載しています。

予防法の要になるのが、体を温める活動「温活」です。なぜなら、「冷え」はこむら返りの根本原因のひとつだからです。

体が冷えると筋肉が緊張して血管が収縮します。血行が悪くなって温かい血液がめぐらなくなるために「冷え」が加速します。「冷え」によって筋肉の緊張状態が続くことで、こむら返りが起こりやすくなるのです。

本書には、「冷やさない」「温める」「体が気持ちいいと感じる」温活テクニックが満載です。

たとえば、私も日頃から実践している湯たんぽを太ももにのせる温活法。太ももにある大きな筋肉がじんわりと温まり、全身ぽかぽかになります。

また、夏でも温かいお茶を飲むようにして、体を冷やさないようにしています。

こうした温活習慣が体質改善を促し、こむら返りが起こりにくくなります。

私は毎日、「冷え」で悩む多くの患者さんを診ています。「冷え」そのものには問題がなくても、「冷え」が重大な病気を誘発することもあります。

「冷え」によって身体活動に及ぼす影響は、血行が悪化する、新陳代謝やエネルギー産生力が低下する、酵素の不活性化を招く、神経伝達を鈍らせる。

それによって引き起こされる、動脈硬化、脳卒中、脳梗塞、肺気腫、てんかん、胃粘膜障害、大腸炎、肝障害、貧血、糖尿病、認知症……。

「冷え」は万病の元であると確信しています。

こむら返り対策の温活は、こうした病から自分の身を遠ざけることにもつながります。

ぜひ「こむら返り克服法」を実践して、いつまでも元気で豊かな人生を過ごしてください。

医学博士　川嶋　朗

第3章

自分でできる こむら返りの予防法

第4章
こむら返りを根絶！　一生モノの温活術

第5章
こむら返りを招く生活習慣

第6章
こむら返りに隠れた重病のサインを知る

カバーデザイン……河南祐介（FANTAGRAPH）
本文デザイン……今井佳代
イラスト……笹山敦子
執筆協力……小森かおる
編集……水口千寿
DTP……inkarocks

第1章

「謎の激痛」は不調のサイン

こむら返りっていったい何？

突然、激しい痛みとともに筋肉が硬直し、そのまま動かせなくなった……という経験は、誰でもあるのではないでしょうか。

これを「こむら返り」と呼ぶけれど、

「こむら」とは何？

正式名称はあるの？

などの疑問にお答えします。

大きく分けると筋肉には、手や足を動かす「骨格筋」、内臓にある「平滑筋（へいかつきん）」、心臓を動かす「心筋」の3つがあります。平滑筋や心筋は自分の意思では動かすことができませんが、骨格筋は自分の意思で動かすことができる筋肉です。

ところが、なんらかの理由で、自分の意思とは関係なく、筋肉が「けいれん」を起こしてしまうこと（筋けいれん）があります。

強く収縮した筋肉がそのままロックされることを「けいれん」といい、それが痛みを伴ったまま動かせなくなってしまう状態を「つる」ともいいます。

これを医学用語では「有痛性筋けいれん」「筋クランプ」などと呼びます。

筋けいれんは、ふくらはぎの筋肉に起こることが多いのですが、実は筋けいれんが起こるのは、ふくらはぎだけではありません。

足の指や土踏まず、太もも、背中、腰、お尻、手の指、腕など筋肉があるところなら全身のさまざまな部位で起こる可能性があります。

「こむら」とはふくらはぎのこと

筋けいれんは全身の筋肉に起こるのですが、ふくらはぎによく起こるので「こむら返り」といわれています。

「こむら」とはふくらはぎのことです。

昔（平安時代頃）はふくらはぎのことを「腓（こむら）」と呼んでいたことから、主にふくらはぎがつった状態を「こむら返り」と呼んでいるというわけです。

正式には「腓腹筋（ひふくきん）けいれん」といいます。

ふくらはぎの筋肉は、「腓腹筋」と「ヒラメ筋」という筋肉で構成されています。

さらに、腓腹筋は「外側頭」、「内側頭」という2つの筋肉でできています。

ふくらはぎの筋肉

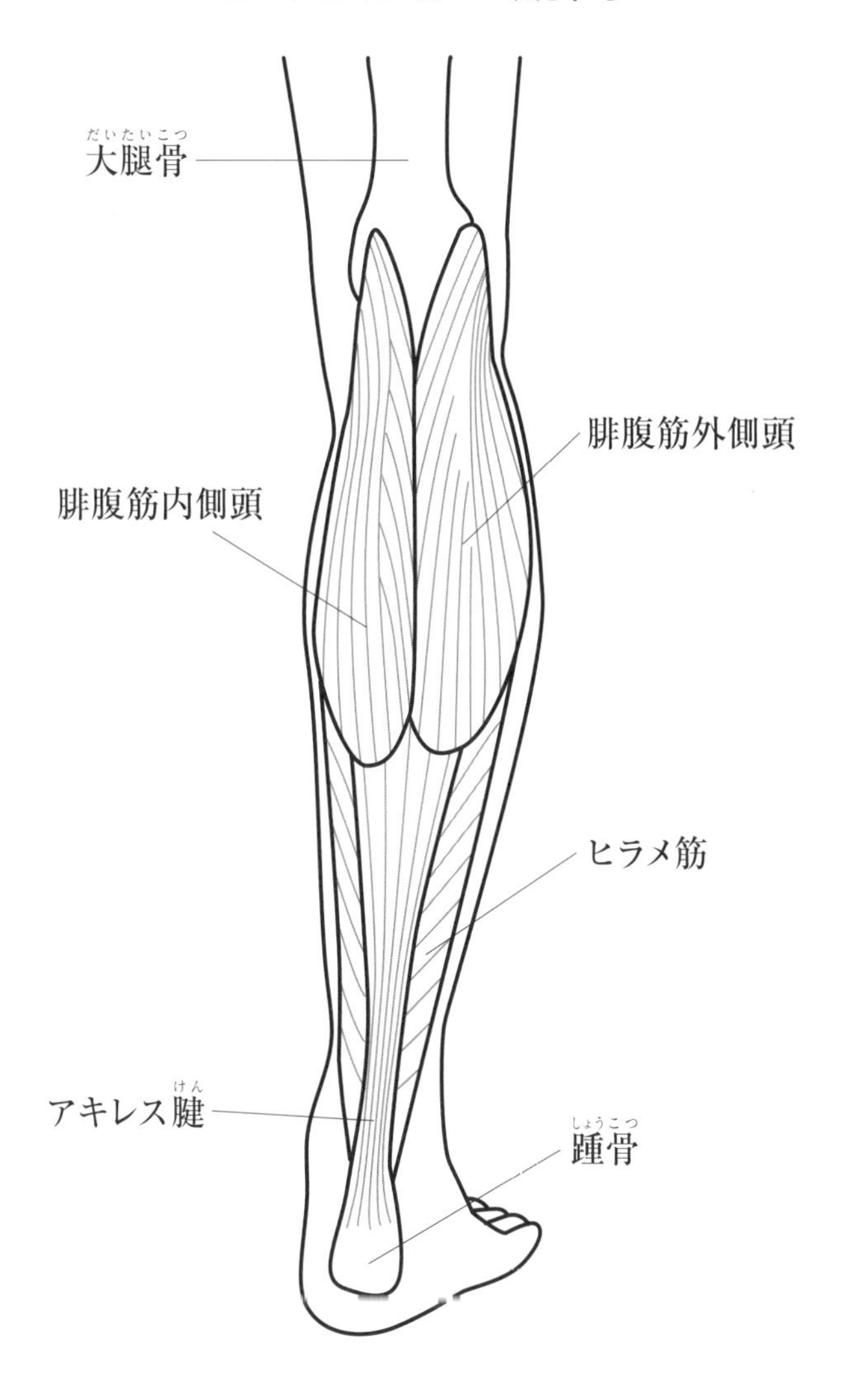

上方は大腿骨に始まり、下方はヒラメ筋と合わさってアキレス腱となります。これらのふくらはぎの筋肉は、下半身の血液を心臓に送り返す「ポンプ役」を担う重要な働きをしています。

重篤な病気が隠れていることも!?

立ち仕事や長時間の歩行によって筋肉に疲労がたまっていたり、「冷え」、脱水などの悪条件が重なったりすると「こむら返り」が起こりやすくなります。夏も、冷房の影響などによってこむら返りが起こりやすい時季です。

また、年齢が上がるにつれて、睡眠中に起こることが多くなります。これは筋肉量の低下に加え、慢性の運動不足、生活習慣病などさまざまな誘発原因が重なり、少し脚を伸ばすだけでも起きやすくなるのです。

「筋肉がつる」という症状は誰にでも起こるもので、ほとんどの場合は病気に関連する原因はありません。

しかし、なかには、

- **腰部脊柱管狭窄症**
- **腰椎椎間板ヘルニア**
- **閉塞性動脈硬化症**
- **糖尿病**
- **下肢静脈瘤**
- **脳梗塞**
- **心筋梗塞**

などの病気が原因になっている場合もあります。

いつもの痛みと違ったり、毎日のようにくり返し起きたりするような場合は、これらの病気が隠れている疑いがあります。すぐに、内科や整形外科で診てもらってください。

こむら返りを招く「血行不良」「冷え」

血液は全身をめぐり、約37兆個の細胞に酸素や栄養素を運び、不要となった老廃物や水分などを回収しています。

このとき、必要なものを合成・分解し、不要になったものを排出する「代謝」によって、熱が生まれます。

ところが、血のめぐりに異常が起こると代謝が滞り、熱が生まれにくくなって体が冷えます。逆に、体が冷えると血管が収縮して血液の流れが悪くなります。

つまり、「血行不良」と「冷え」はコインの表裏のような関係にあるのです。

「血行不良」「冷え」はこむら返りに深く関わっています。

体が冷えて筋肉が緊張すると血管がきゅっと収縮します。血管が細くなるので血行が悪くなり、温かい血液がめぐらなくなるために「冷え」が加速します。「冷え」によって筋肉の緊張状態がクセになると、さらに血行不良や「冷え」につながる……という悪循環に。

これでは、いつこむら返りが起きてもおかしくない状態になっています。

体温36℃以下の人に起こりやすい理由

日本人の体温が下がっていることをご存知でしょうか。

昭和32年の研究調査では、日本人の平均体温は36・8～36・9℃でしたが、60年以上経った現代の平均体温は36・1～36・3℃まで下がっています。

「平熱が35℃台」という人もいることが示すように、体温が低い人が増えているということなのです。

〝血のめぐりが悪くなると熱が生まれにくくなって体が冷える〟ことは前述しました。人間の体は本来、36～37℃を維持できるようになっていて、体温が下がると毛穴が閉じたり（＝鳥肌が立つ）、皮膚の表面の血管を細くしたりして（＝顔色が青くなる)、熱が逃げるのを防いでいます。

「血行不良」「冷え」「血行不良」「冷え」……。こういう状態が続くと、体温が通常よりも下がります。慢性的に36℃以下の体温が続く場合は「低体温」になります。

「低体温」の人は血液の温度も低いために血液の粘度が高く、老廃物が詰まりやすくなっています。また、筋肉がひんやりと冷たくつねに緊張した状態ですから、それだけでこむら返りが起こりやすくなっています。

自律神経には「交感神経」と「副交感神経」があり、バランスをとりながら働いています。

しかし、低体温によって交感神経が優位になり続けると、アドレナリンやノルアドレナリンなど興奮をもたらす物質を過剰に分泌し、筋肉や血管が収縮し続け、こむら返りが起こりやすい状態をつくってしまうのです。

体温が1℃下がるだけで代謝も下がる

体温が1℃下がると代謝は12～20％落ち、免疫力も大きく下がるといわれていますが、「低体温」は体にどんな影響があるのでしょうか。

たとえば、低体温になると生命活動を維持するために欠かせない酵素が十分に機能しなくなります。

すると、代謝が低下してエネルギーが産生できない、体に必要な物質・脳を働かせる物質・ホルモン・免疫に関わる物質をつくれない、傷ついた遺伝子を修復できない、体をサビさせる活性酸素を除去できない……など、その影響は計り知れません。

その結果、

- **糖尿病**
- **動脈硬化**
- **脳梗塞**
- **心筋梗塞**

……といった生活習慣病にかかりやすくなるうえ、老化を加速させる原因にもなります。

低体温は病気ではありませんが、病気のリスクを高めてしまうのです。

酵素を活発に働かせ、こむら返りが起こらないようにするためには、内臓の温度が38〜40℃、体温は36・5〜37℃。この数値をキープしましょう。

筋肉疲労が筋肉の「センサー」を誤作動させる

筋肉には、強い負担がかかったときに断裂を防ぐために、極度な伸び・縮みにブレーキをかけるメカニズムがあります。それを担うのが「筋紡錘（きんぼうすい）」と「腱紡錘（けんぼうすい）」という「センサー」です。

筋紡錘は筋肉の伸び（長さ）を感知して、筋肉に対して「縮め！」と指令を出し、伸び過ぎを防ぐ役割があります。

一方、腱紡錘の役割は、筋肉の収縮による腱の伸び（張力）を感知し、筋肉に対して「それ以上縮むな！」と指令を出して縮み過ぎを防ぐこと。

筋肉疲労の状態が続くと、筋紡錘、腱紡錘もつねに過敏な状態に置かれることになり、特に腱紡錘が誤作動を起こしやすくなります。ちょっとした運動や姿勢の変化に「センサー」が過剰に反応し、必要以上に筋肉を収縮させてしまいます。

これがこむら返りを引き起こすのです。

筋肉不足で体はますます冷える

エネルギーの燃焼力の低下も、体が冷える原因のひとつです。

私たちが生きていくために、運動しなくても必ず使っている「基礎代謝量」。1日の総エネルギーの約60％を占めています。そのうち、安静時のエネルギー消費量が最も多いのが筋肉です。

筋肉が減るとエネルギー燃焼力が落ちて基礎代謝量も減り、体は冷えやすくなります。血管が収縮して血流が悪化し、こむら返りが起こりやすくなるのです。

筋肉が増えれば代謝が上がります。

同時に血管が拡張してより多くの血液が流れ、さらに体が温まります。筋肉には細い血管が無数に通っているので、筋肉の量が増えれば血流量が増え、全身に天然のカイロを貼っているかのように体を温め、「冷え」から守ってくれます。

筋肉不足は、筋肉のカイロ効果の恩恵を受けられないということです。

ミネラルバランスの乱れも一因

腱紡錘の働きが悪くなり、筋肉のセンサーが誤作動を起こしてしまう理由のひとつとして、「ミネラルバランスの乱れ」も考えられます。

マグネシウム、ナトリウム、カリウムなどのミネラルは、神経の伝達や筋肉の収縮に関わっています。なかでも筋肉の収縮に重要なのがマグネシウムです。これが不足すると、こむら返りが起こりやすくなります。

加齢や疲労、栄養不足、「冷え」などでミネラルバランスがくずれると神経の伝達に支障が生じ、腱紡錘の働きが鈍くなります。筋肉の収縮をコントロールできなくなり、こむら返りを引き起こすと考えられています。

就寝中にもミネラルバランスは乱れる

汗をかくと、汗といっしょに大切なミネラルも流れ出てしまいます。通常は新陳代謝によって自然に補われますが、スポーツをしたときは大量の汗とともに多くのミネラルを排出してバランスをくずしやすくなります。

夜、寝ているときにこむら返りが起こりやすいのも、「冷え」や筋肉疲労に加え、寝汗をかいてミネラルバランスが乱れることが要因です。

また、下痢が続くことも脱水状態になってミネラルバランスがくずれ、こむら返りが起こりやすい状況を誘発します。

ほかには、利尿剤や降圧剤、ホルモン剤などの薬剤が原因でミネラルバランスがくずれることがあります。

ミネラルバランスを良好に保ち、こむら返りを予防するには、水分とマグネシウムの補給がカギを握っています。

まず、1日1リットル以上（夏は多め）の水分をしっかりとること。

コップ1杯（150〜200㎖）を、起床時、朝食前、仕事の前、午前の休憩時、昼食前、3時のおやつ、仕事の終了時、夕食の前、入浴前、入浴後、就寝前……こまめに飲みましょう。

そして、

- わかめ
- ひじき

- するめ
- アーモンド
- 落花生
- イワシの丸干し
- 納豆
- ほうれん草

など、マグネシウムを多く含む食材でミネラルバランスを整えることを心がけてください。

第2章

こむら返りの即効ケア

筋肉が「つる」メカニズム

どうして筋肉が「つる」のでしょうか。

そのメカニズムについて説明しましょう。

こむら返りは、特に就寝中と運動時に起こりやすいものです。

運動中のこむら返りは過度な筋肉疲労、発汗によるミネラルバランスの乱れが原因と考えられます。

では、こむら返りが就寝中に起こりやすいのは、なぜでしょうか。

第1章で述べたように、筋肉には、強い負担がかかったときに断裂を防ぐためのセンサーである筋紡錘（きんぼうすい）があります。これには、筋肉の伸びを感知して筋肉に対して「縮め！」と指令を出し、伸び過ぎを防ぐ役割があります。

一方、筋肉の収縮による腱の伸びを感知するセンサーの役割をしている腱紡錘（けんぼうすい）は、筋肉や腱が断裂するのを回避するために、筋肉に対して「それ以上縮むな！」と指令を出しています。

筋紡錘と腱紡錘という2つのセンサーが無意識のうちに働き、筋肉が縮むと腱が伸び、逆に筋肉が伸びると腱が縮むという仕組みで、筋肉のバランスをとっています。

つまり、この筋肉のバランスがくずれたときに「つる」のです。

就寝中に起こりやすいのはなぜ？

腱紡錘のほうがセンサーの感度が高いのですが、就寝中は腱紡錘のセンサーの働きが低下します。また、筋肉が疲労していると、筋紡錘、腱紡錘が過敏な状態になり、さらに誤作動が起こりやすくなります。

それに加え、睡眠中は布団の重みでつま先が下がります。つまり、就寝中はずっとふくらはぎの筋肉が少し縮んだ状態であり、同時にアキレス腱（けん）が伸びた状態が続くのです。

そのとき、なんらかのきっかけで腱紡錘が働かず、筋肉がさらに収縮すれば、こむら返りを起こして激痛が襲います。普通に仰向けに寝ている姿勢が、こむら返りの原因となっていることもあるのです。

こむら返りが起こりやすいのは、つま先が下がる状態のとき。

つま先が下がると、ふくらはぎの収縮と腱紡錘の伸びを招きます。これを回避すればこむら返りを予防できます。

また、起こりやすい状態と逆の状態、つまり、つま先を上げてふくらはぎを伸ばし、腱紡錘をゆるめれば、こむら返りが起きたときのけいれんも、痛みも緩和できるのです。

激痛・けいれんを鎮静する応急処置

「こむら返り」の痛みは激しく、就寝中に起こると目が覚めてしまいます。痛みが治まるまでただただ耐える必要はありません。応急処置をすることで、こむら返りの痛みや違和感が残りにくくなり、くり返して起こることを予防できます。

こむら返りは、筋肉がけいれんを起こし、異常に収縮している状態です。

私たちの体は、筋肉を伸ばすことで、かたくこわばった筋肉がほぐれて下半身の血流が促されます。血流が改善すれば、体内のミネラルバランスもよくなって神経の伝達がスムーズになり、筋肉の収縮・弛緩（しかん）も正常に行われるようになります。

筋肉をもみほぐしたり、さすったりするだけでも痛みが和らぐことがありますが、最も効果的なのはけいれんを起こしている筋肉をゆっくり伸ばすこと。症状が出ている箇所を丁寧に伸ばしてしっかりケアすることで、激痛やけいれんが治ります。

ただし、一気にむりやり伸ばしてしまうと筋肉組織が損傷し、肉離れに発展してしまうことがあります。落ち着いて、ゆっくりと行ってください。

また、こむら返りを起こしている箇所は、血管が収縮して筋肉の温度が低下しています。温めて収縮をゆるめることも大切です。

蒸しタオルで温めて筋肉をゆるめる

次のように、蒸しタオルで温めることも有効です。

1　水でぬらしたタオルをかたく絞り、電子レンジ（600W）で1分加熱します。

2　温めたタオルを一度広げて冷まし、適当な大きさにたたんでこむら返りを起こしている箇所に当てて温めます。

タオルはかなり熱くなっているので、やけどには十分注意してください。

痛みが引いたら、こむら返りを起こした筋肉をやさしくもみほぐしておくと再発防止になります。

また、こむら返りが起きた直後は無理な運動は控えます。

筋肉に違和感が残っていなければ、ストレッチを行ってから、ウォーキングや軽いジョギングなどを徐々に始めましょう。

痛みが増してしまう場合は、肉離れのような症状を起こしているケースもあります。肉離れとは、筋肉が伸ばされながら収縮することで、筋肉が筋力に負けて部分断裂を起こしてしまうことです。

その場合は温めるのではなく冷やして、病院で診察を受けてください。

手で引っ張って自力で治す

もっとも発生率が高い、ふくらはぎに起こったこむら返りについて、自分でできる応急処置法を紹介します。

まず、「手で引っ張る」方法です。

異常に収縮しているふくらはぎの筋肉を伸ばし、かたくこわばったふくらはぎの筋肉をほぐします。

すると、筋肉の緊張が次第にとけ、下半身の血流が促されてきます。

こむら返りが起こったとき、ふくらはぎの筋肉はけいれんしている状態です。足首を自由に動かすことができないので、手を使って足首を曲げてあげるサポートが

手で引っ張る

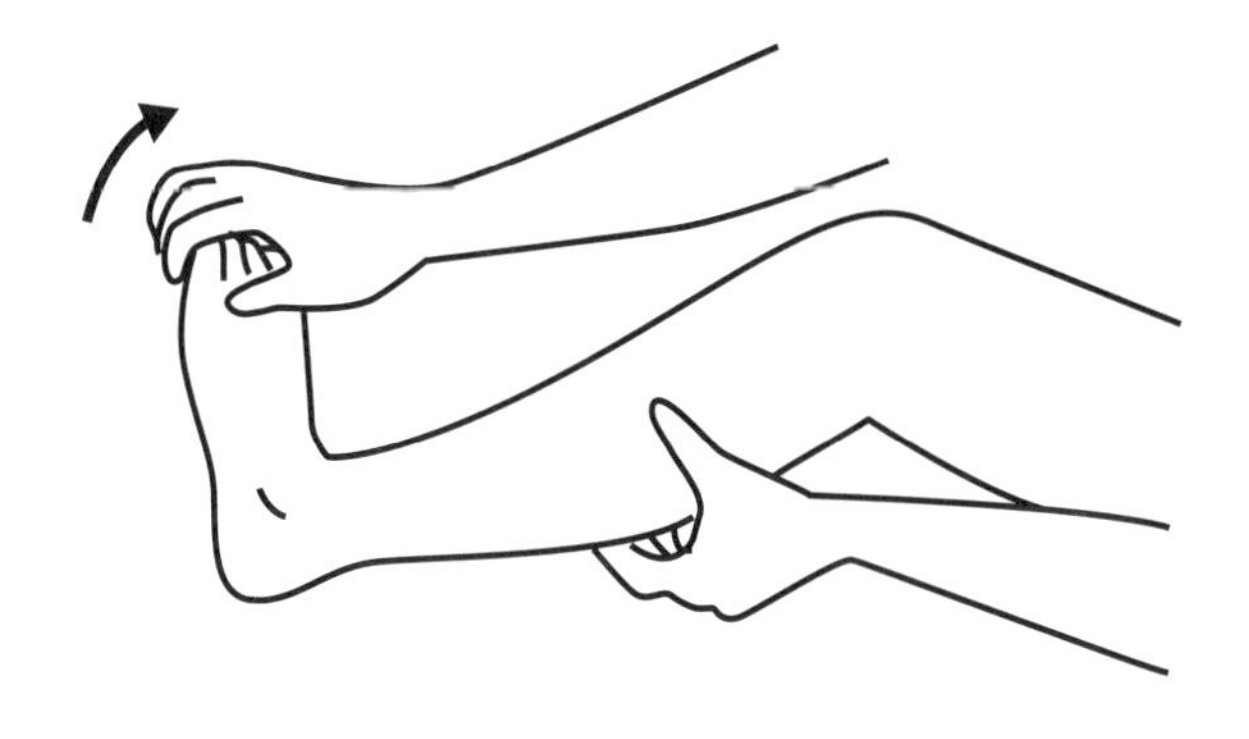

必要です。

1　ひざを伸ばして座ります。

2　足のつま先（親指）を持ってむこうずね（すねの前面）の方向へ曲げてふくらはぎの筋肉を伸ばします。反動はつけずに、痛みの少ない方向を見つけながら深くゆっくりと伸ばすようにすると効果的。

この状態を保っていると数分で痛みやけいれんが治まります。

こむら返りが起こったら、何はさておき、すぐにこの方法をとってください。

まずは、どんどん緊張して縮んでいく筋肉をできるだけ早く伸ばしてあげることで、その後、痛みが残ってしまうのを防ぐことができます。

手が届かなければタオルで引っ張る

自分でできる応急処置法をさらに3つ紹介します。

ひとつめは「タオルで引っ張る」方法です。

近くにタオルがある場合、自分の手で伸ばすよりさらにしっかりと伸ばせて効果的なのでおすすめです。つま先まで手が届かない人も、ぜひこの方法を。

1 つま先にタオルを引っかけ、ゆっくりと体の方向に引っ張ってふくらはぎの筋肉を伸ばします。

2 体重をかけてタオルを引っ張ると、ラクに伸ばすことができます。

タオルで引っ張る

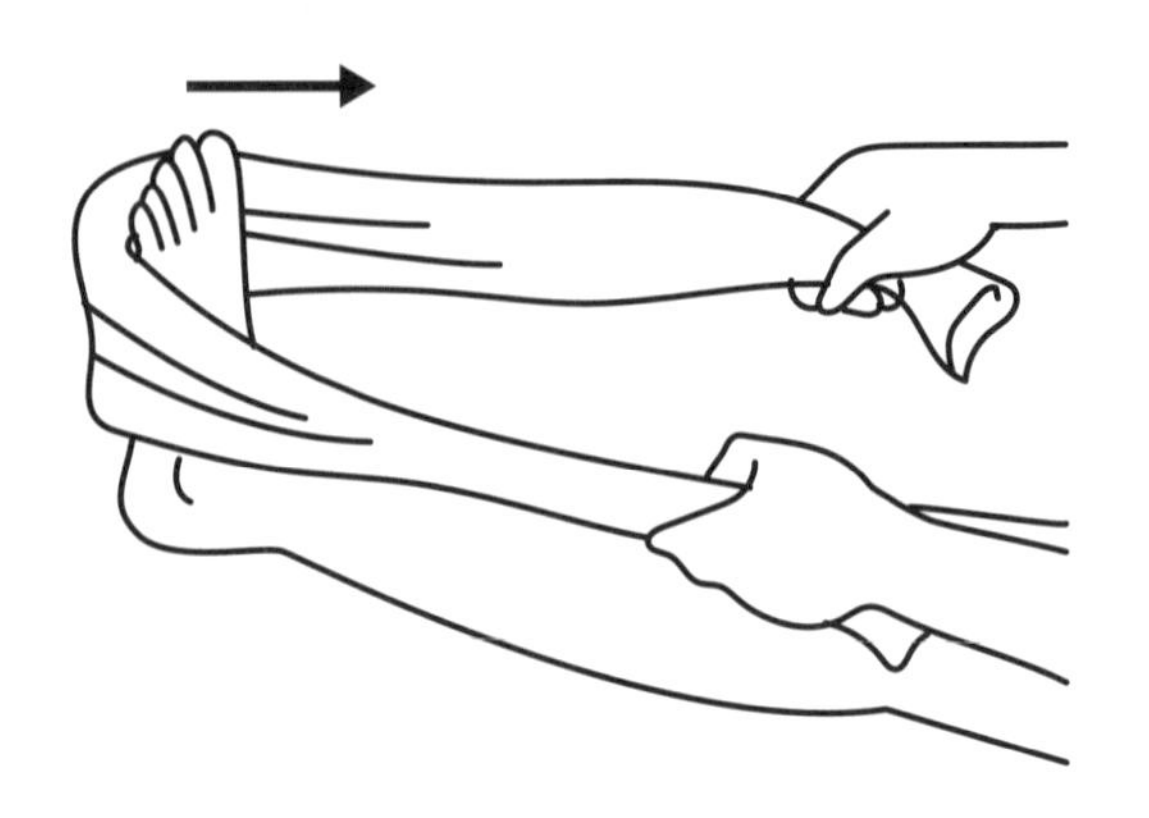

壁や柱に押しつけて伸ばす

２つめは「壁や柱に足の裏を押しつける」方法です。次のページのイラストを参考にして行ってください。

1 足の裏を壁や柱につけて、足首の関節を直角にします。

2 足の裏を壁や柱に押しつけるようにして、ひざの裏とふくらはぎの筋肉を伸ばします。

この状態を保ち、痛みが消えるまでじっと待ちましょう。

壁や柱に押しつける

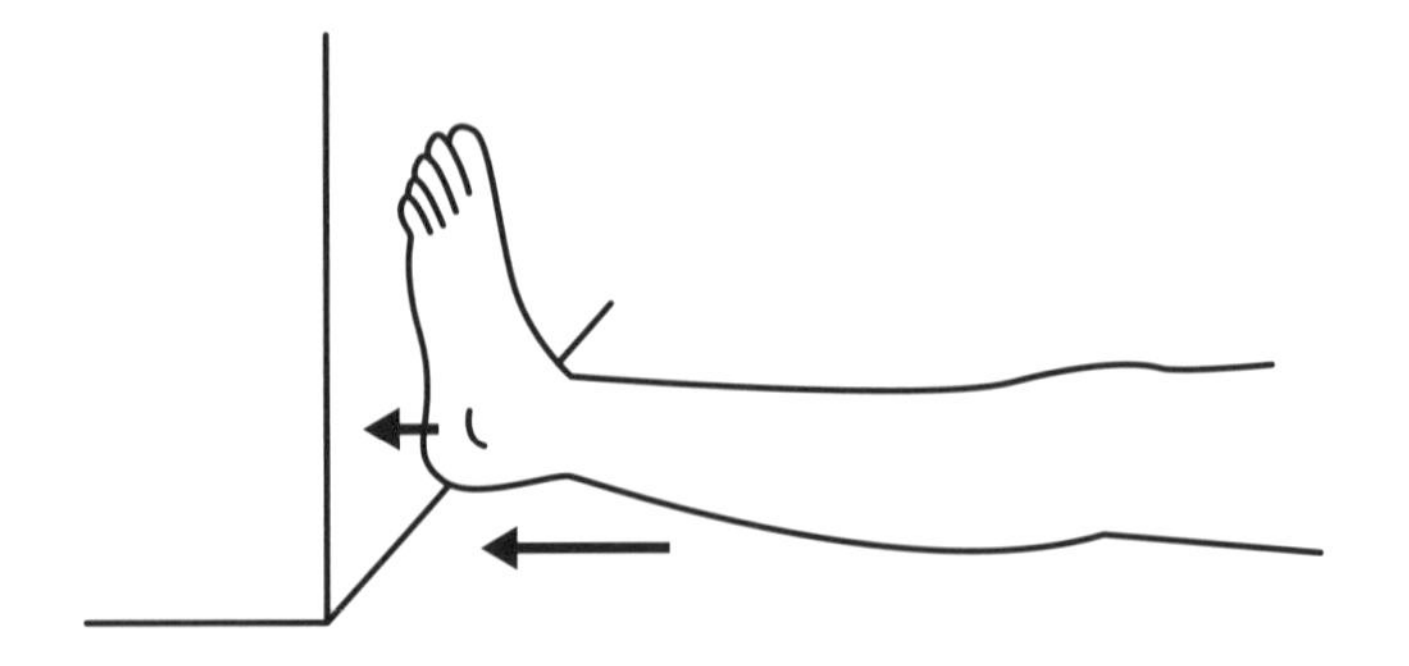

ひざをついて座って伸ばす

3つめは、「座りポーズで伸ばす」方法です。次のページのイラストを参考にして行ってください。

1 こむら返りが起こっているほうの脚を、立てひざにして座ります。

2 ゆっくりとつま先方向に体重をかけるだけ。このとき、両手を床につくと体が安定します。

座りポーズで伸ばす

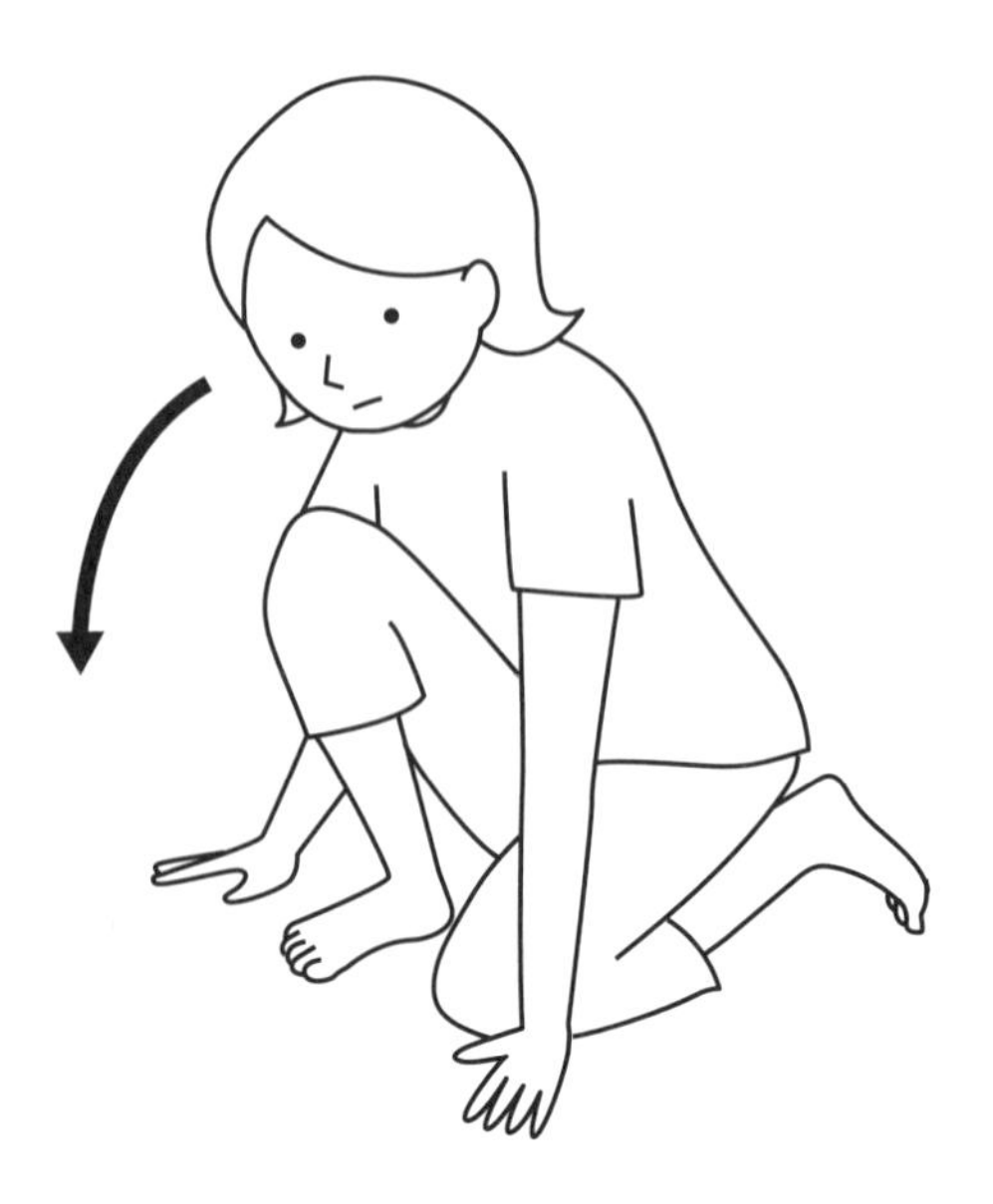

背中、わき腹の激痛には「椅子ストレッチ」が効く

こむら返り（筋けいれん）は、ふくらはぎだけでなく全身のさまざまな筋肉で起こります。なかでも、背中の大きな筋肉「広背筋」やわき腹の筋肉「腹斜筋」は、ちょっと伸びをしたきっかけでこむら返りが起こります。

そんなときは、椅子を使って背面の筋肉全体をストレッチしましょう。次のページのイラストを参考にして行ってください。

1　両足を肩幅程度に開いて椅子の後ろに立ちます。鼻から大きく息を吸ったら前屈し、椅子の背もたれに両手でつかまります。

背面の筋肉のストレッチ

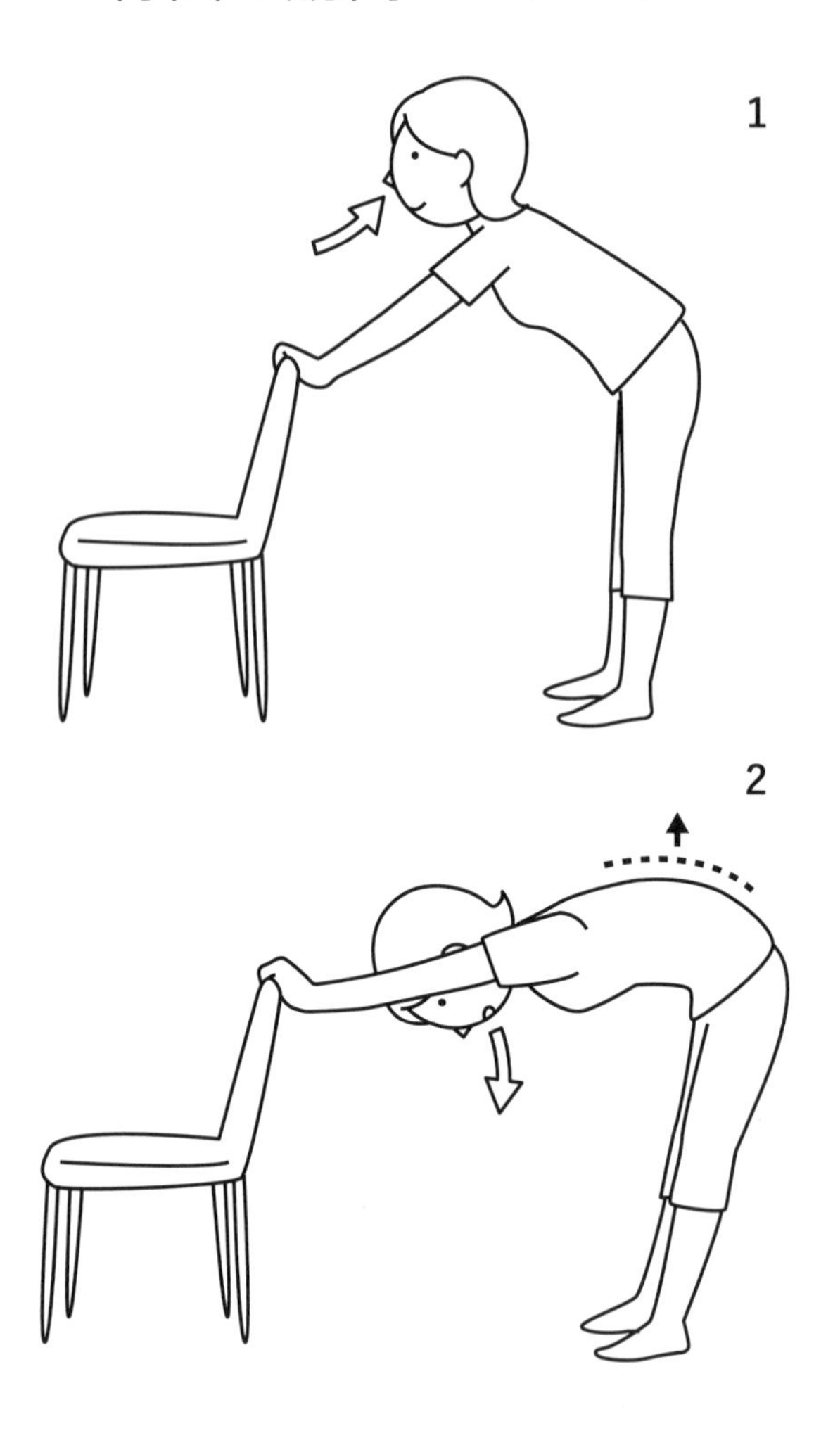

2　口から息をゆっくり吐きながら背中を丸めるイメージでゆっくりと上げていき、背中からわき腹全体の筋肉を伸ばします。息を鼻から吸いながら、ゆっくり1の体勢に戻します。

痛みが治まるまで、**1**と**2**をくり返してください。

2で背中を丸めてゆっくり上げていくときに、足のつま先もゆっくり上げると、ふくらはぎの裏側の筋肉もぎゅーっと伸びるのを実感できます。

周りの人に押してもらうとさらに効果的

周囲に人がいる場合は、自分で行うよりほかの人にストレッチしてもらうほうが効果的です。就寝中にこむら返りが起こったら、隣で寝ている家族を起こして助けてもらいましょう。

1 こむら返りが起こった側の脚を伸ばして座ります。

2 ほかの人に片方の手で足のかかとを支えてもらい、もう片方の手でつま先をゆっくり体側に押してもらいます。20〜30秒間その姿勢を保ち、ゆっくり戻します。

人の手を借りて伸ばす

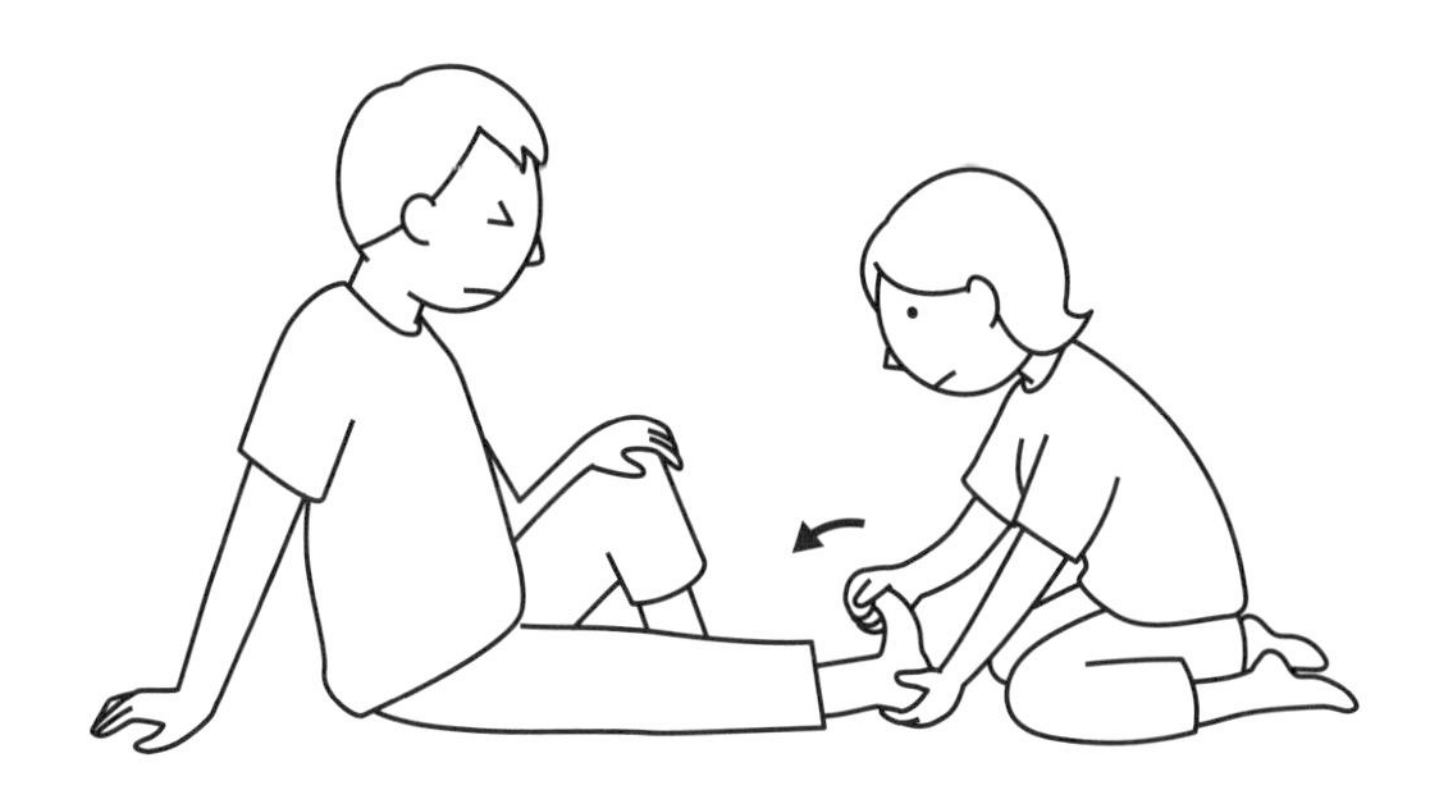

痛みが治まるまでくり返して行います。
外出先で起こったときも同様に、助けてもらいましょう。

1　椅子があれば腰かけます。椅子がなければ地面に座ります。

2　靴を脱ぎ、こむら返りが起こった脚を伸ばします。かかとを支えてもらいながらつま先をゆっくりむこうずねの方向に押してもらってください。20〜30秒間その姿勢を保ち、ゆっくり元に戻します。

痛みが治まるまで、くり返し行ってもらいましょう。

飲んで10分で効く！　スーパー漢方薬「芍薬甘草湯」

西洋医学は、症状や検査の数値などから病気の可能性を探り、西洋薬によって熱や痛みなどの症状に対処します。

一方、漢方医学では、症状や体質から体全体のバランスを考えます。そのため、漢方薬は、原因が特定できないものや病気になる前の〝未病〟の状態の治療にも使われます。

「芍薬甘草湯（しゃくやくかんぞうとう）」は、昔から、こむら返りに効くと知られる漢方薬です。痛みを緩和する作用を持つ「芍薬」と「甘草」が成分で、一般的には煎じる必要のない乾燥エキス剤が使われます。病院では、健康保険が適用されます。

運動神経から筋肉へ収縮する指令が伝わると、筋肉組織の細胞の中にカルシウムイオンが入り、カリウムイオンが流出します。このとき、中枢神経に過剰な筋肉の収縮の指令が伝えられ、足がつります。

「芍薬」と「甘草」の相互的な働きで筋肉組織細胞のイオンバランス（カルシウムイオン、カリウムイオンのバランス）を正常化します。過剰な神経伝達を遮断することで、過剰な筋肉の収縮を抑え、こむら返りを改善すると考えられています。

こむら返りが起きたときに、芍薬甘草湯は飲まずになめるといいでしょう。10分ほどで、激しい痛みを素早く和らげる鎮静効果が期待できます。

こむら返りが起こりやすいのは就寝中なので、寝るときは必ず枕元に置いておくようにすると安心です。

日中、長距離を歩いたり、スポーツをしたりと筋肉を酷使したときは、就寝前に服用するのもおすすめです。こむら返りの予防効果があります。

第3章

自分でできるこむら返りの予防法

最大の防御策は「温活」

こむら返りの原因は、

- **ミネラルバランスの乱れ**
- **筋肉疲労**
- **筋肉量の不足**
- **脱水**
- **加齢**

などさまざまなものが挙げられますが、最も重要で、根本的な原因となるのは「冷え」です。

たとえば、体が冷えると血管が収縮して血液の流れが悪くなり、ミネラルのバランスがくずれやすくなります。すると、マグネシウムが不足して筋肉の収縮をコントロールできなくなり、こむら返りが起こりやすくなるのです。

また、筋肉疲労がたまっているところに「冷え」が加わると、筋肉のセンサーが誤作動して必要以上に筋肉を収縮させ、こむら返りが起こります。

体を温める活動「温活」をすれば、温かい血液がめぐります。温かい血液がめぐると、筋肉の収縮に関わるミネラルが必要な場所に届けられ、筋肉のセンサーも正常に働きます。また、副交感神経が優位になり、筋肉や血管の緊張がほどけ、こむら返りの発生率を下げることができるのです。

「冷え」を改善する「温活」で、こむら返りが起きにくい体へとリセットしましょう。

お風呂で温めれば就寝中もぽかぽか

全身を最も効果的に温めることができるのがお風呂。その日の「冷え」をその日のうちに解消する絶好の機会です。

温かいお湯につかって体が温まると、皮膚の毛細血管が広がり、全身の血行が促進されます。温かい血液が全身をめぐることで、冷えやすい下半身もぽかぽかと温まり、就寝中に起こりやすいこむら返りの発生を抑えることができます。

また、お風呂に入ることには、自律神経のスイッチを上手に切り替える効果もあります。

自律神経は、本人の意思とは関係なく、体温調節、血液循環、消化吸収などの生命を維持する大切な役割を担っています。自律神経には「交感神経」と「副交感神経」があり、それらはバランスをとりながら働いています。

温かいお湯にゆったりとつかると、疲れがとれると同時に、ぴりぴりと緊張していた交感神経がゆるみ、副交感神経が優位な状態になります。お風呂には、心も体もリラックスさせる効果があるのです。

さらに、筋肉の緊張をほぐすので、こむら返り予防に有効です。

「温度」と「時間」で決まる入浴効果

まず、温活に適している「温度」は38～40℃です。

少しぬるめに感じるかもしれませんが、交感神経をゆるめ、副交感神経が優位になる温度であり、体の芯まで温まるまで長湯をしても負担にならない温度です。じっくり時間をかけて温まると、体温が下がりにくくなります。

40℃より熱いお湯に入ると皮膚表面だけが温まり、体の深部に熱が届く前に交感神経を刺激するので、「冷え」解消には逆効果といえます。質のよい睡眠の妨げにもなるので注意してください。

次に「時間」です。最低でも10分以上、できれば30分程度ゆっくりとつかるのが理想的。半身浴よりも肩までしっかりつかる全身浴をおすすめします。ただし、高血圧や心臓病、そのほかの持病がある場合は医師に相談してください。

お風呂につかっていて暑くなってきたら腕や胸元をお湯から出し、水でぬらしたタオルで頭を冷やすと、のぼせ予防になります。

また、冷えた体でいきなり湯船に入ると皮膚の表面だけが温まり、温度差によってのぼせやすくなるので、入浴前にかけ湯をして体を慣らすことも、のぼせ予防になります。

足が冷えたら「足湯」で直接温める

血液の循環が悪くなると、真っ先に影響が出るのは体の末端。特に、心臓から最も遠いところにある足先は、血行不良による「冷え」があらわれやすい部分です。

以前は、足の冷えは女性特有の悩みでしたが、最近は、ストレスから自律神経が乱れ、足の冷えで悩む男性が増えています。

足先が冷たいと、ふくらはぎや足裏にこむら返りが起こりやすくなり、ぐっすり眠れないなど生活の質の低下にもつながりかねません。

また、体の末端がつねに冷えていると、血行不良によって内臓機能も下がり、不調を招く原因にもなってしまいます。

・足が冷えてしまった
・歩き疲れて足が棒のよう
・立ちっぱなしで足がむくんでいる

……こんなときは「足湯」が効果的です。

足湯専用の器具が市販されていますが、洗濯用の大きめのプラスチックのたらいや発泡スチロールの保冷箱、バケツなど、両足がのびのび入れられるものならなんでもいいでしょう。

足湯のポイントは、足首の上までお湯につけること。血管が細い部位なので、お湯の温度は41℃前後、ぬるめのお風呂より少し高めの温度がベスト。

15分間くらいつけると、冷たかった足先にじんわりと血がめぐってくるのが感じられ、体もぽかぽかして少し汗ばむほどになってきます。〝お湯が冷めてきた〟と感じたら、少し熱いお湯を足してください。

温めることで、収縮していた末梢の毛細血管が広がり、血のめぐりがよくなります。温められた血液が全身をめぐるので、体の「冷え」も解消され、「冷え」からくる肩こりや首の張り、頭痛などの不調も改善できます。

足湯には、じんわりと上ってくる蒸気の力でリラックスできるという癒やし効果もあります。粗塩大さじ1やアロマオイル数滴を加えたり、少量の炭酸系入浴剤を入れたりするのもおすすめです。

「湯たんぽ」は体質改善のパートナー

「体を温める」ことを最も手軽で効果的に行える湯たんぽは、古くから愛されている身近な暖房器具です。近年は、冷え対策に再評価されています。カイロよりも熱量があり、くり返し使えるのでエコにもなります。布団の中に入れて温めてから眠れば、ひんやりすることなくスッと入眠でき、「冷え」によって起こる睡眠中のこむら返りを防いでくれます。

湯たんぽで日中、体を温めることも有効です。太ももや腰、お腹まわりなど、大きな筋肉がある箇所を温めると、効率よく血液が温まって体もぽかぽかに。特に太ももは、全身の筋肉の約4分の1が集まる部位です。じっと座っているときにも太ももを温めるだけで効率よく体温が上がり、こむら返りの起こりにくい体質に改善することができます。

湯たんぽには、昔ながらのお湯を入れるタイプのほか、レンジで温めるタイプ、充電式のものもあり、素材のバリエーションも豊富なので生活シーンに合わせて取り入れましょう。

大きいものより、小ぶりのもののほうが使い勝手がよいのでおすすめです。

●お湯を入れるタイプ

沸かしたお湯を入れて使用するタイプ。保温性に優れたものが多く、寝る前にお湯を入れて布団の中に入れれば朝まで温かさをキープ。価格が安く軽量のプラスチック製、やわらかくて軽いゴム製、保温性・耐久性が高い陶磁器製など、さまざまなタイプが市販されています。

●電子レンジタイプ

電子レンジで温めるだけで湯たんぽとして使用できるタイプ。保温材の素材によって保温時間が異なりますが、くり返し使用できるのが特徴。コンパクトなので、日常的に太ももなどを温めるのにも活躍します。

●充電タイプ

1回10～20分程度の充電で、60～70℃まで温まると電気が切れる仕組みになっています。使うたびに充電する必要がありますが、コンパクトで、お湯を沸かす手間や、お湯を入れる際のやけどの心配がないのがメリット。

●手作り湯たんぽ

ペットボトル（ホットドリンク用）があれば、即席湯たんぽが簡単につくれます。40℃くらいのお湯を注ぎ入れ、フタをしっかり閉めます。タオルで包んで太ももにのせたりお腹に抱えるなどして体を温めることができます。

湯たんぽは、就寝時に限って使うものではありません。日中から、座っているときは太ももにのせるなどして、積極的に温活しましょう。

効率よく全身を温める7つの「温めポイント」

体の中には、〝ここを冷えから守り、温めておけば全身が温まる〟という重要ポイントがあります。

その「温めポイント」は首、二の腕、手首、腰からお尻、お腹、太もも、足首です。特に太ももは、全身の筋肉の約4分の1が集まっており、多くの血液が流れています。ここを冷やさないこと、温めることで、効率よく全身を温めることができるのです。

むやみに厚着をして血流を妨げたり、汗をかいてしまっては逆に体を冷やしてしまいます。「温めポイント」を中心に衣服で調節しましょう。

腹巻き、股引き、スパッツ、レギンスなどを着用してお腹、腰、太ももを冷やさないこと。腹巻きは、お腹からお尻まですっぽり覆う長めのタイプがおすすめです。

二の腕は、下半身でいえば太ももに当たる部分。筋肉や血管が集まっています。長袖（もしくは七分袖）の肌着を着用し、気温が低い場所では上着をはおって冷やさないようにします。

首、足首、手首は、表皮に近いところを動脈が流れているので、ここが冷えると血液も冷えて体温が下がってしまうことも。マフラー、手袋、レッグウォーマー、靴下などを利用します。特に、靴下の重ね履きはおすすめです。1足目はコットンやシルクなど汗を吸う天然素材のもの、2足目はウールやモコモコ素材のゆったり

体の温めポイントはココ!

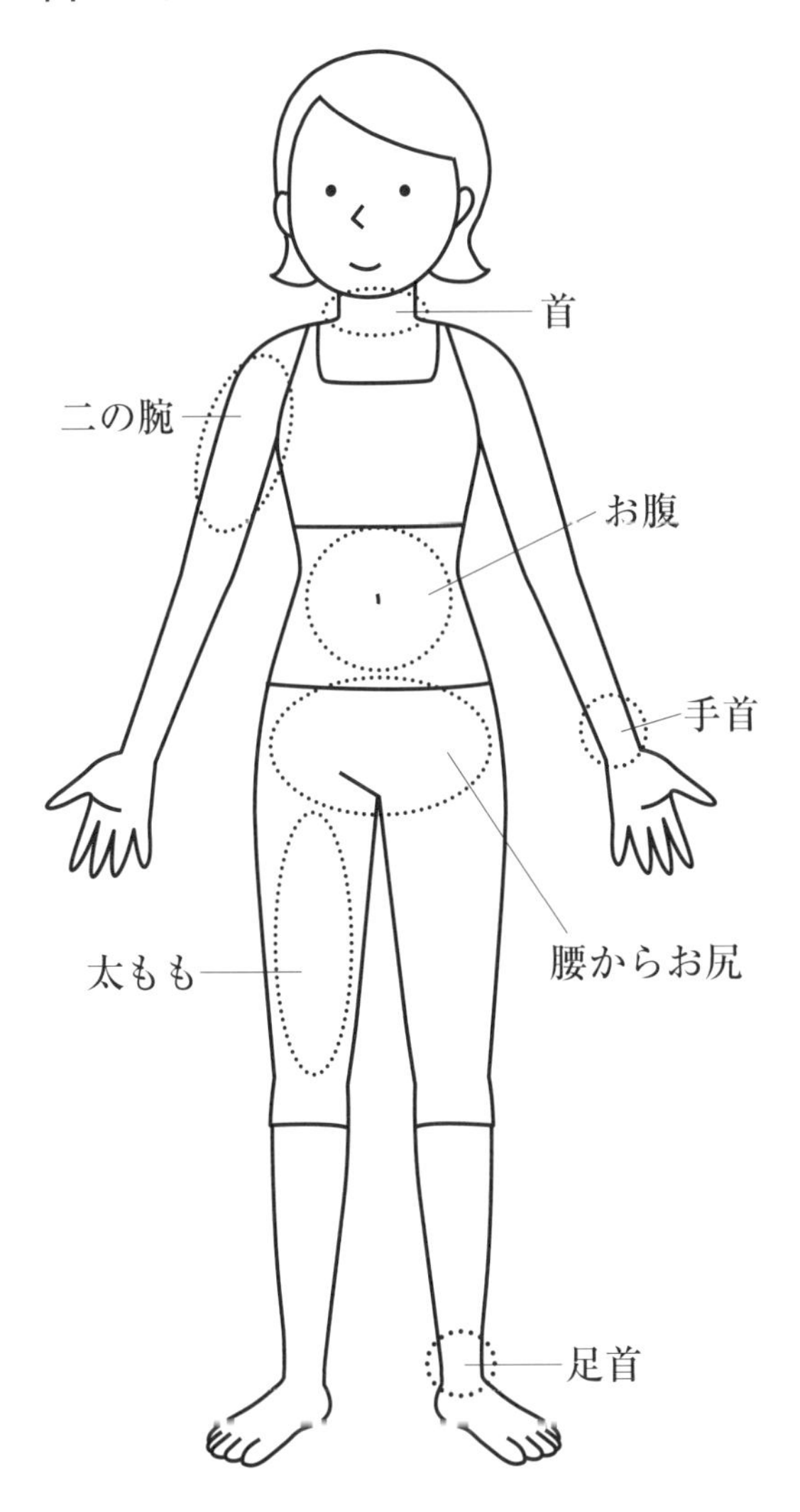

サイズがおすすめです。

布団の中でも「冷え」を感じ、手足が冷えて寝つけない、寒くて夜中に目が覚めてしまう……という人は、パジャマの下に薄めの肌着、腹巻き、股引き、ステテコなどを着ましょう。靴下を履き、首にタオルかマフラーを巻くといいでしょう。

特殊な繊維が編み込まれたものやウール製品もありますので、上手に活用してください。

冬小物を総動員して、首、二の腕、手首、腰からお尻、お腹、太もも、足首を温めてください。

ふくらはぎは血流の「要」

いったん心臓から送り出された血液は、血管を通じて全身の細胞に送られ、再び心臓に戻ってきます。〝行き〟を担当するのが動脈で、〝帰り〟を担当するのが静脈とリンパ管です。

たとえるなら、動脈は全身の細胞に酸素や栄養を届ける上水道、静脈とリンパ管は不要になった老廃物を回収する下水道でしょうか。これがスムーズに循環することが理想ですが、〝帰り〟は滞りがちです。

腓腹筋（ひふくきん）、ヒラメ筋などのふくらはぎの筋肉は、そんな血のめぐりに重要な働きをしています。

血流改善はふくらはぎマッサージで

足先にある血液は、重力に逆らい「引き上げて」心臓に戻す必要があります。静脈やリンパ管の周囲は筋肉が乏しいので、下半身の筋肉のサポートが不可欠です。

そこで頼りになるのが、ポンプ役を務めるふくらはぎの筋肉。腓腹筋、ヒラメ筋などが牛乳を搾るような伸縮運動「ミルキングアクション」をくり返して血液を上へ上へと押し上げ、心臓に送り返してくれるのです。これが、ふくらはぎが「第二の心臓」といわれるゆえんです。

そんな大切なふくらはぎの筋肉も、重力で下に引っ張られ、また、生活習慣や姿勢、体の動かし方のクセなどによって少しずつねじれが生じます。ねじれた筋肉は血管やリンパ管、神経などを圧迫し、血液のめぐりを滞らせます。

そこで、ねじれてしまった筋肉を元に戻すおすすめの方法が、ふくらはぎマッサージです。

重力で下がり、ねじれたふくらはぎの筋肉を本来の位置に戻すケアです。ふくらはぎ全体をやわらかくほぐして本来のポンプとしての働きを助け、全身の血流を改善。血のめぐりがよくなって体もぽかぽか温まります。

ふくらはぎマッサージは、1日たった5分でOK！

ふくらはぎの筋肉の異常な収縮、つまりこむら返りを未然に防ぐ効果も期待できます。

ふくらはぎマッサージ実践のコツ

＊ふくらはぎ3点プッシュ

81ページのイラスト（右）を見てください。3つの印のうち、最も膨らんでいる上端（a）に小指が当たるように、両手でふくらはぎを抱えます。薬指（b）、中指（c）を筋肉の割れ目に沿うように当て、そっと押しながら持ち上げ、ゆっくり手をゆるめます。

これを5回くり返します。反対の脚も同様に行いましょう。

＊ひざ下6点押し

両手の親指をつけて「W」の形にし、親指をすねの骨に置きます。親指を下から上へ少しずつ移動させ、両手の人差し指で下から上へさするように、すねの骨の内側・外側の6カ所を刺激します。

反対の脚も同様に行いましょう。

ふくらはぎのマッサージ

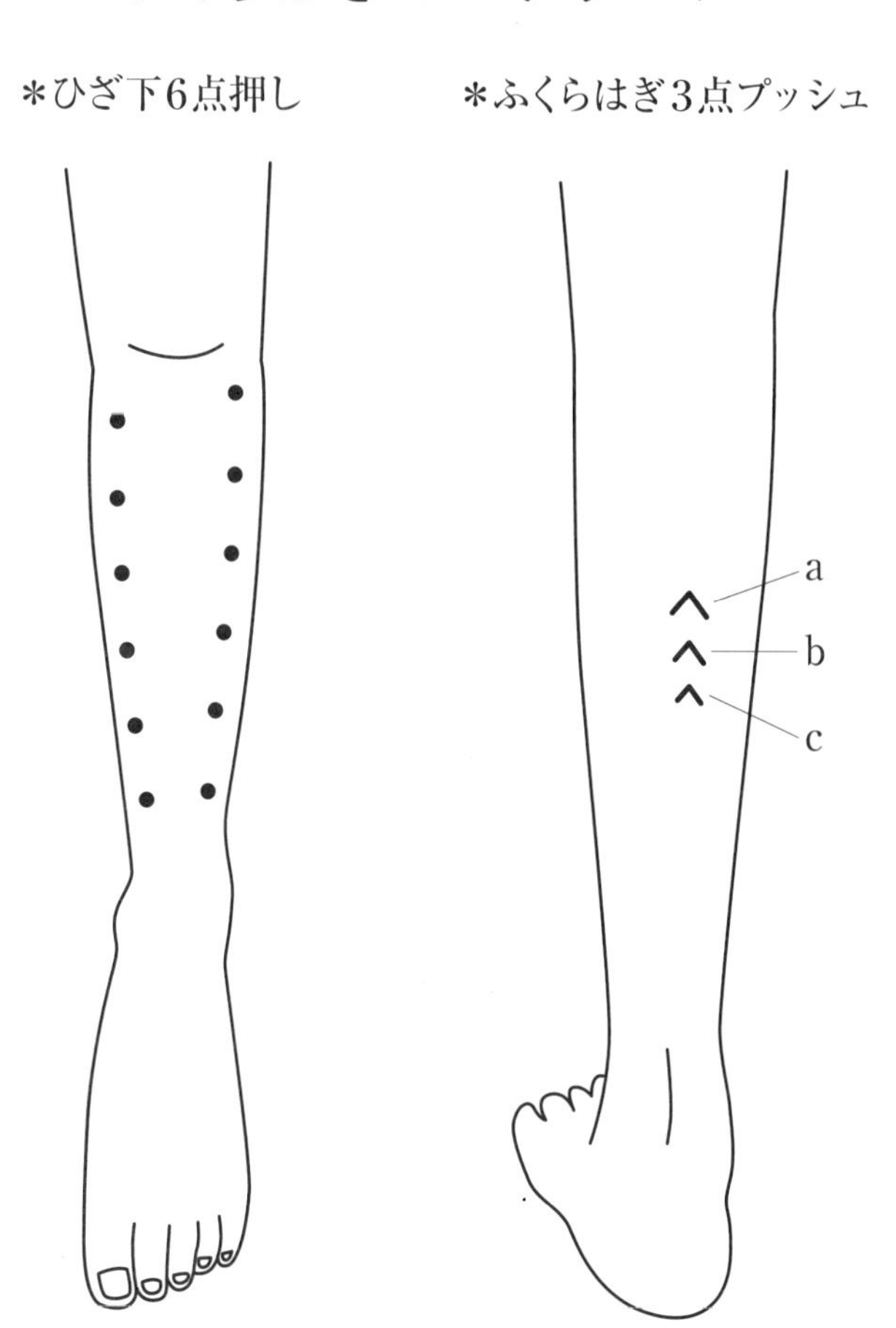

タオルで今すぐできる「ふるふるマッサージ」

どこの家庭にもあるタオルは、身近で便利な温活グッズのひとつです。

ここで紹介するタオルを使った「ふるふるマッサージ」は、こわばった筋肉をやわらかくほぐして血行を促し、「冷え」を解消する効果があります。

使用するタオルは、フェイスタオルくらいの大きさがおすすめ。タオルの長辺を芯にして縦に細長く巻きます。タオルの両端を輪ゴムで留めると、持ちやすくなります。

＊お尻のふるふるマッサージ

タオルの両端を持ってお尻のお肉の下にタオルを当て、左右交互に引っ張ってお

タオルの「ふるふるマッサージ」

＊お尻のふるふるマッサージ

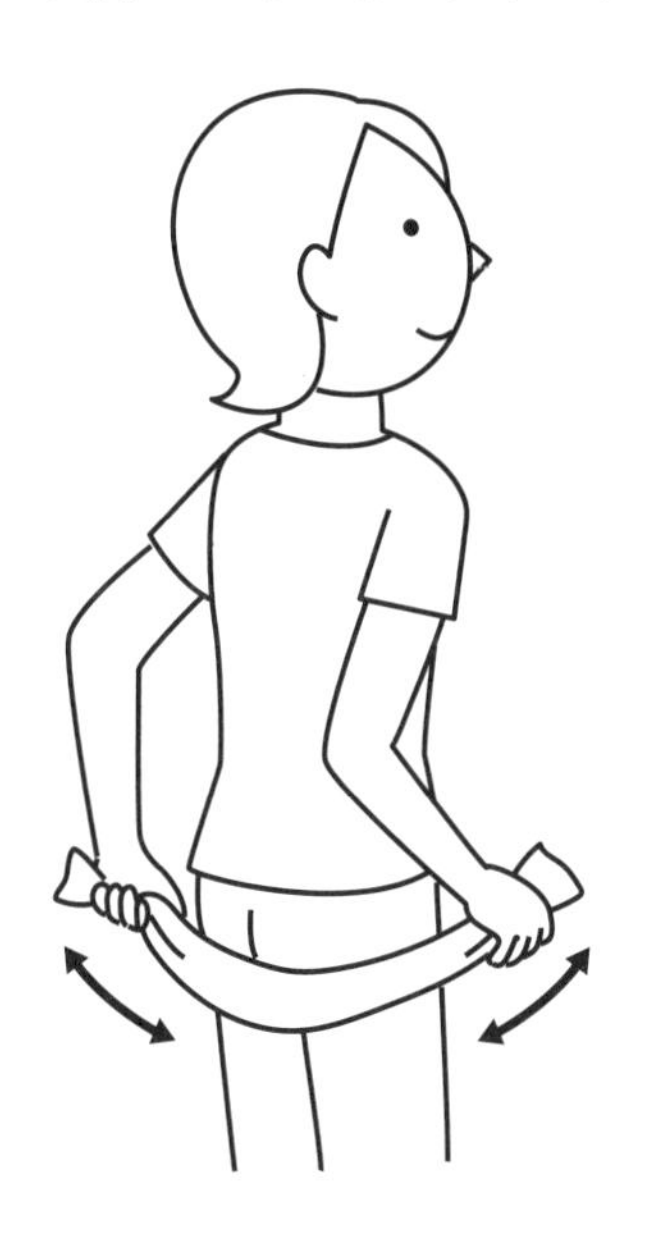

尻を軽く揺すります。お尻のコリがほぐれて血行がよくなり、「冷え」も解消できます。たるんだお尻がきゅっと上がり、ヒップアップ効果も期待できます。

＊腰のふるふるマッサージ

タオルを後ろにまわして両手でタオルの端を持ちます。タオルを腰に当て、左右交互に前後に引っ張って腰まわりのお肉を軽く揺すります。

こわばった腰や背中の筋肉をやわらかくほぐして血行を促し、「冷え」を解消。腰痛予防にも役立ちます。

＊太もものふるふるマッサージ

椅子に浅く腰かけ、タオルを片方の太ももの下に通して両手でタオルの端を持ちます。少し持ち上げるような気持ちで左右交互に上下に引っ張って太もものお肉を軽く揺すります。反対の太ももも同様に。

タオルの「ふるふるマッサージ」

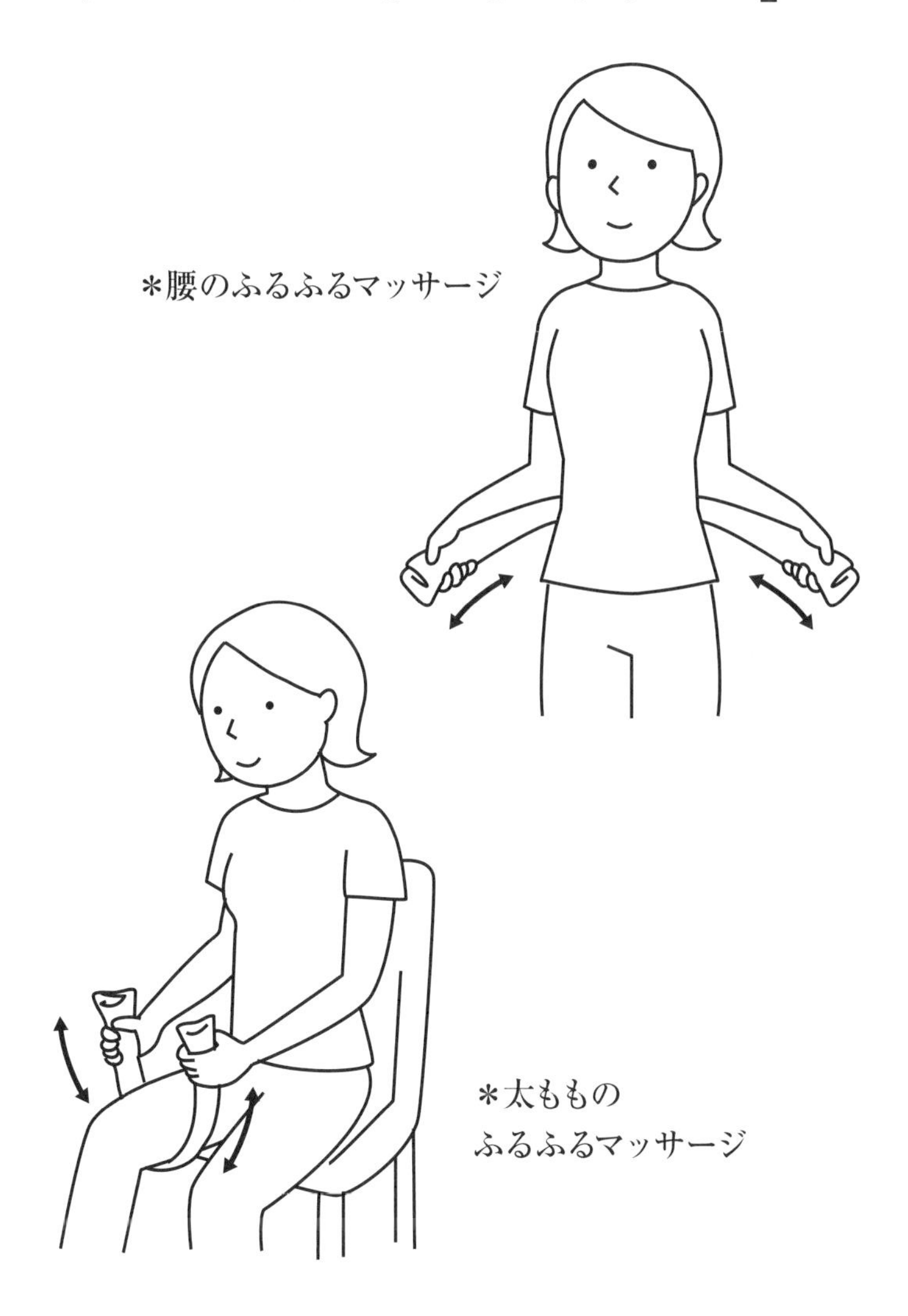

太ももには筋肉が集中しているので、血のめぐりを促して温める効果は抜群です。

5本指ソックスで足指を刺激して血行促進

冷えとり効果が知られている「5本指ソックス」。

足指を1本1本独立して動かすことができるので、指の動きが活発になります。足指を広げる動作は日常生活ではあまりすることがないため、足の指が広がることで、指先の血管や筋肉を刺激して血流を促します。すると、結果的に足の表面温度が上がって「冷え」が改善されます。

また、足の親指が小指側へ曲がって変形した外反母趾(ぼし)、足指が地面につかない「浮き指」、水虫の予防にもなります。

落花生を挟む「足指ピーナッツ」

5本指ソックスと同じ効果が期待できるのが「足指ピーナッツ」です。ピーナッツが入った殻つき落花生を足指に挟んで足指を開き、刺激することで、足先から脚全体の血行を促進。こむら返り予防にも効果があります。

1 殻つきの落花生を2つ用意します。

2 足の親指と人差し指の間、薬指と小指の間に、落花生を1つずつ挟むだけ。15秒ほどすると足先がほどよく刺激され、血行が促進されます。

足指のケアで血行促進

＊足指ピーナッツ

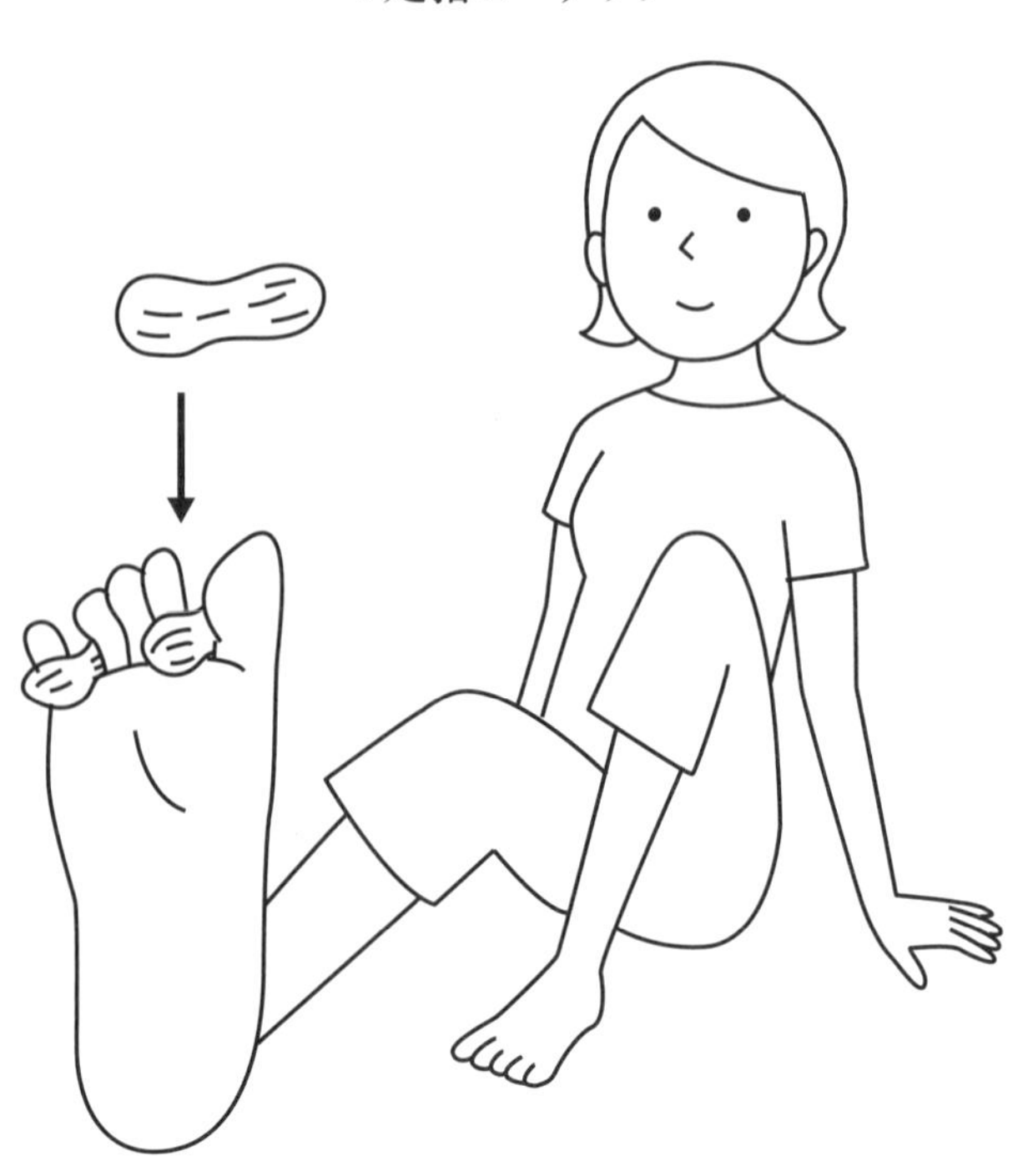

足指を手で広げる「足指開き」

足指ケアにおすすめの「足指開き」です。足指を軽く広げるだけで血のめぐりがよくなります。湯船につかりながら、また、テレビを見ながら行ってみてください。

1 足の親指と小指を左右の手でそれぞれつまみ、外側へ3秒ほど広げ、ゆっくり戻します。

2 つまんだまま親指を上に、小指を下に動かし、次に親指は下に、小指を上に動かします。

3 足の人差し指と薬指を1と同様に広げ、2と同様に人差し指と薬指が逆向きに

足指から血のめぐりをアップ

＊足指開き

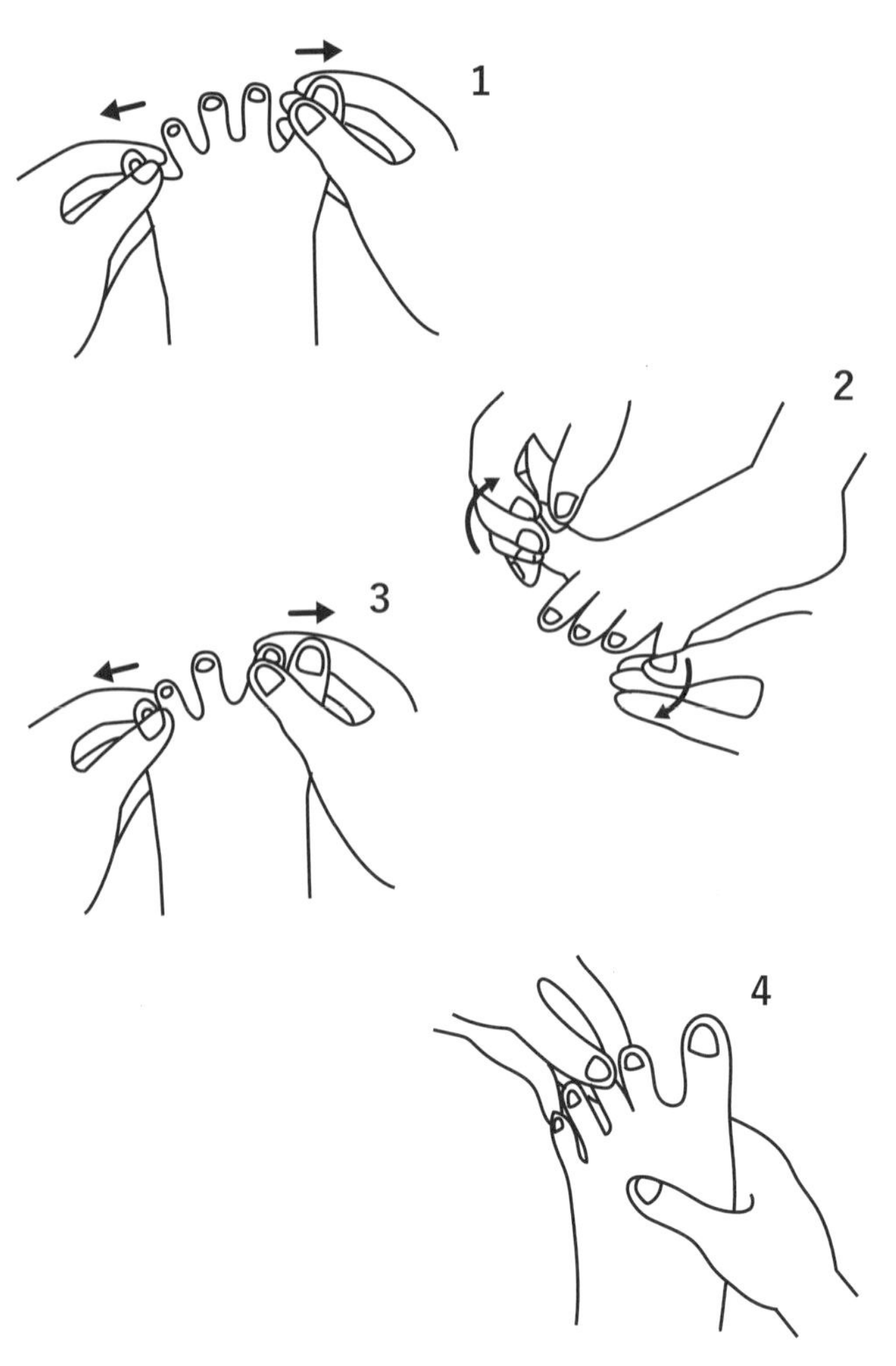

なるように上下に動かします。

4 足の中指をつまんで軽く引っ張り、手を離します。反対側も同様に。

こういった方法で足指の緊張を和らげる習慣をつけると、血のめぐりがよくなります。

足裏マッサージが全身に効く理由

足の裏には体の器官や内臓につながる反射区があり、〝全身の縮図〟ともいわれます。また、全身を整え「冷え」に効く「湧泉（ゆうせん）」と不眠に効く「失眠（しつみん）」というツボもあります。「湧泉」は、足裏の真ん中よりやや指側で〝人〟の字型にくぼんだところ、「失眠」は足裏のかかとの中央にあります。

ひざに足首をのせて足裏を刺激してみてください。

足の裏全体を刺激するのもよいでしょう。このとき便利なのが、ラップの芯やゴルフボールです。

ラップの芯は足裏の刺激にちょうどいいかたさと太さです。使い終わったラップの芯に足裏をのせ、ころころ転がしてマッサージします。

ゴルフボールも足裏にすっぽりおさまるサイズなので、転がしやすいのがメリット。足元に置いておき、いつでもころころ転がして足裏をマッサージしましょう。5分もすると足先からぽかぽかとしてきます。

ラップの芯やゴルフボールをリビングなどに常備して、いつでもころころ足裏を刺激しましょう。

足指グーパー運動で足先までぽかぽか

足の指力テストをしてみましょう。

床に座り、足を骨盤の幅に開きます。少しひざを曲げて座ってもOK。そのまま足の指でグーパーグーパーをします。グーのときは第一関節からしっかり曲がっていること、パーのときは足の指がすべて離れている状態がベスト。

うまくできない人は、足の指がきちんと使われていないために退化しているのかもしれません。

でも、安心してください。毎日、湯船につかりながら10回グーパーグーパーするだけで、次第にスムーズに動くようになります。

足指の力がよみがえる「足指タオル寄せ」

入浴後などに「足指タオル寄せ」を練習するのも効果的です。

バスタオルかフェイスタオルの上に立ち、足指でタオルをたぐり寄せるだけ。

だんだん足の指で大地をつかむ感覚がわかってくるはずです。この感覚をつかんだら、床の上でタオルなしで「足指タオル寄せ」を行うと、じりじりと前進することができます。

これができるようになれば、足の〝指力〟が上がり、足指まで血がめぐっている証拠。温活の成功です！　実は外反母趾の矯正にもなります。

足先まで血をめぐらせて ぽかぽかに

*足指タオル寄せ

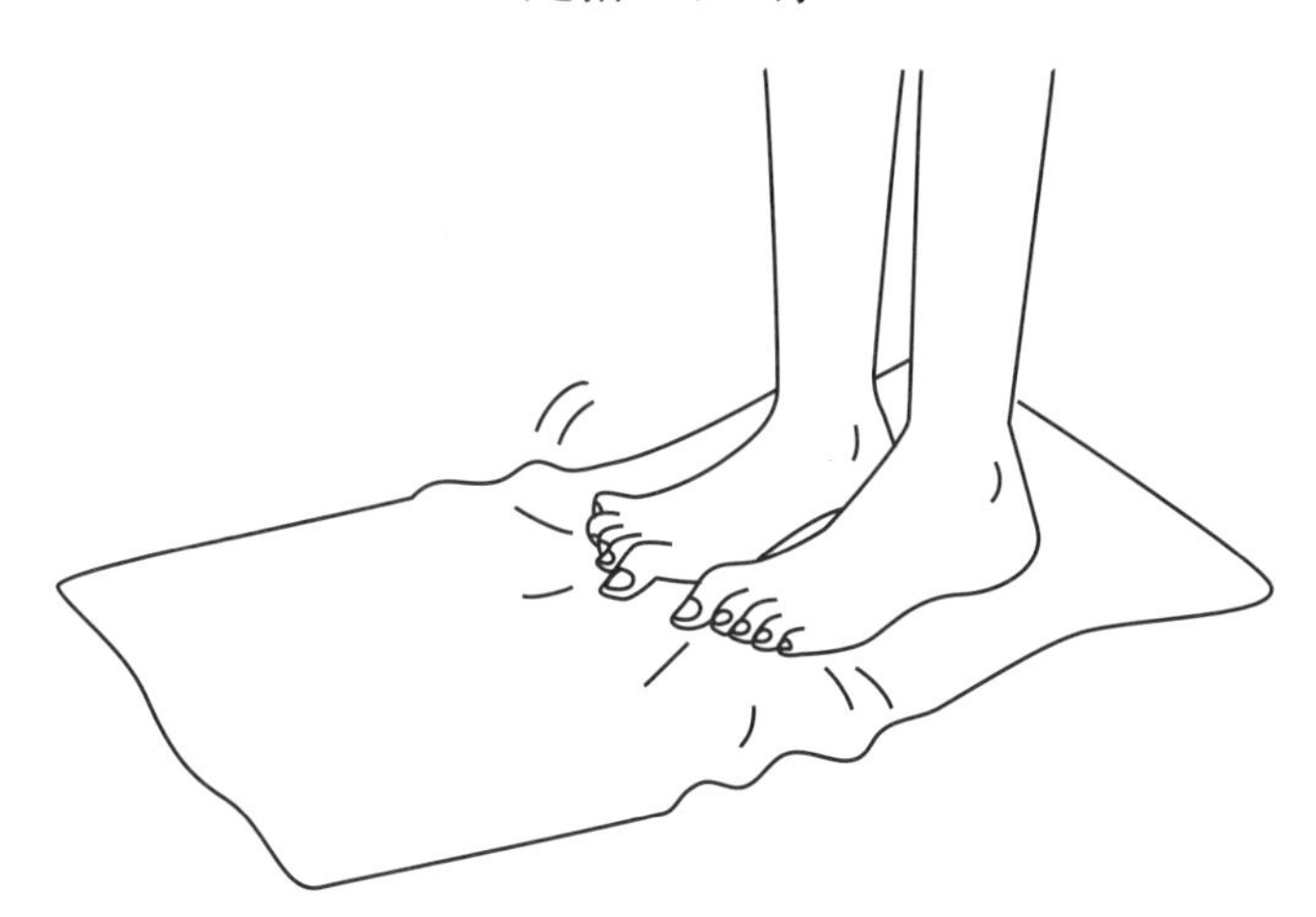

「かかと上げクッキング」で血流アップ

ふくらはぎに無理のない負荷をかけて温活効果を得られるのが「かかと上げクッキング」。料理や洗い物をしながらできるプチトレーニングです。

毎日、せっかくキッチンに立っているのですから、その時間を有効に使わない手はありません。

野菜を切ったり、炒め物をしたりするときに、かかとを上げてつま先立ちになります。たったこれだけでふくらはぎの筋肉を鍛えることができます。

血流がよくなって足先や体の「冷え」も解消！

ただし、ふくらはぎの筋肉を酷使して、かえってこむら返りを誘発してしまうほどの「やり過ぎ」は禁物です。

第4章

こむら返りを根絶！一生モノの温活術

ダイエットサンダルでふくらはぎの機能アップ

温活法については前述したほかにも、まだまだたくさんあります。この章では、足を温める以外にも指先への刺激や呼吸法など、健康維持に役立つ温活法を紹介していきましょう。

「履くだけでやせる」「骨盤のゆがみが解消できる」などの謳(うた)い文句で、さまざまな種類のダイエットサンダルが販売されています。血流を促して効率よく体温を上げたいのなら、かかとなしタイプがおすすめです。

ふくらはぎは第二の心臓と呼ばれているように、その筋肉は乳搾りのような伸縮運動をくり返し、血液を心臓に送り返すポンプ役を担っています。

ふくらはぎの筋肉を刺激しよう

＊かかとなしダイエットサンダル

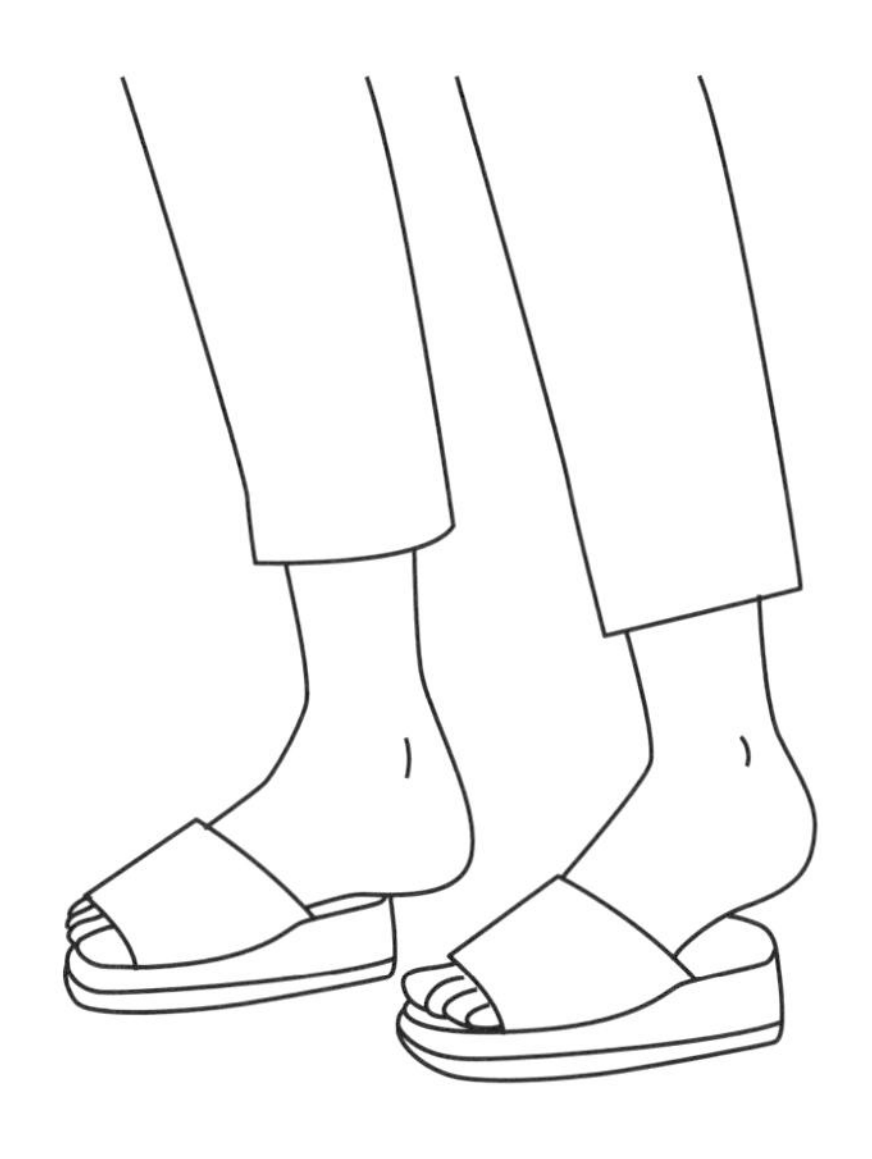

かかとなしダイエットサンダルを履くと、いやおうなしにつま先立ちの状態になり、ふくらはぎの筋肉に負荷がかかります。いつものように室内を歩きまわったり、家事をこなしたりするだけで、ふくらはぎの筋肉が伸び縮みして血液を心臓へ送り返すポンプ作用が促され、血行やリンパの流れがよくなります。

ただし、筋肉疲労はこむら返りの原因のひとつです。ふくらはぎに疲れがたまらない程度に利用しましょう。

「丹田呼吸法」で体温を上げる

私たちは1日に約2万回呼吸をしていますが、実は多くの人が「浅い胸式呼吸」によって「慢性酸欠」に陥っているといわれています。

私たちの体は、不安やストレスで心身が緊張状態にあるとき、疲れているとき、また、加齢などにより呼吸が浅くなり、酸素を十分に取り入れることができなくなります。それによって交感神経がたかぶり、血流が悪化するのです。

血流がよくなって体温が上がるという驚きの呼吸法があります。

それが「丹田呼吸法」です。

「丹田」を意識しながら深い腹式呼吸をすることによって、酸素をたっぷりと体内に取り入れる呼吸法です。

「丹田」とは、おへその下にある「ツボ」のこと。東洋医学では「全身のエネルギーの中心」――精気、気力が集まる場所――と考え、重要視している場所です。

「丹田呼吸法」はこんなに簡単

「丹田呼吸法」は、たっぷりと息を吐くことでたっぷりと酸素を吸い込むので、酸素が全身に行き渡ります。心身がリラックスでき、副交感神経が優位な状態にリセットされるのです。

すると、血圧、心拍数、血糖値が落ち着き、血管が拡張して血流もよくなり、その結果、体温もアップ。こむら返りの大敵「冷え」を解消できます。

●丹田呼吸法

1　背筋をまっすぐ伸ばし、丹田に手を当てます。

2　1～5まで数を数えながら鼻から息を吸い、お腹（丹田）を膨らませます。

3　次に、1～10を数えながら口からゆっくり息を吐き、お腹（丹田）をへこませます。

これを10回くり返します。寝たまま行っても構いません。

丹田の位置を確認しよう

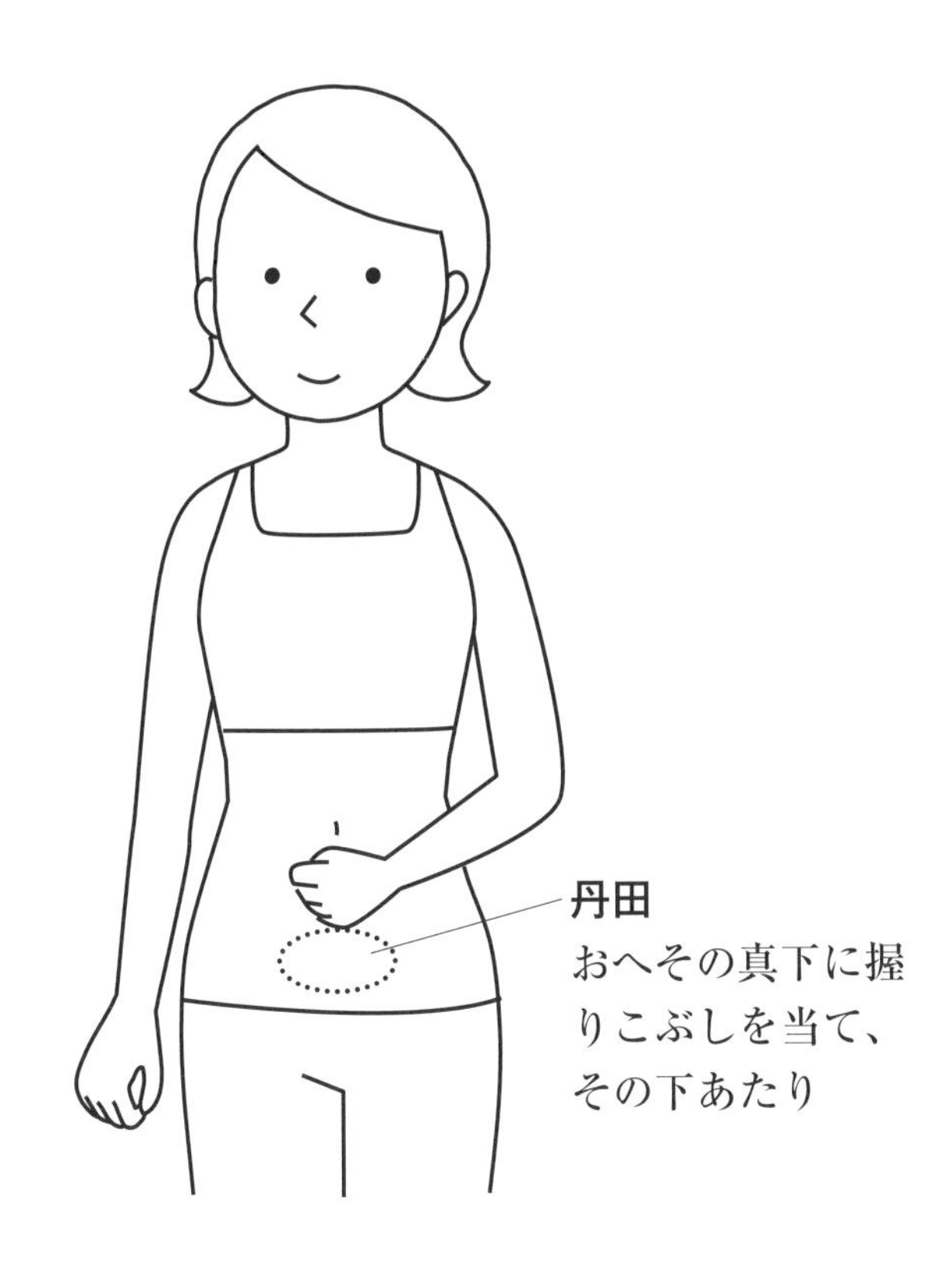

「指先の刺激」で血流促進

極細の毛細血管が張りめぐらされている指先は、静脈と動脈が切り替わる重要なポイント。血流が滞ると、「冷え」の原因となります。指先に軽い刺激を与える「指先マッサージ」には、毛細血管の血流を促す効果があります。

なかでも体の温め効果が高い「指組み」と「ほおずきもみ」を紹介します。

●指組み

1　左右の指を交互に組みます。

2　それぞれ指の第一関節よりも先で組みます。

指の関節を刺激して温める

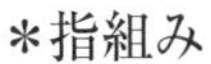

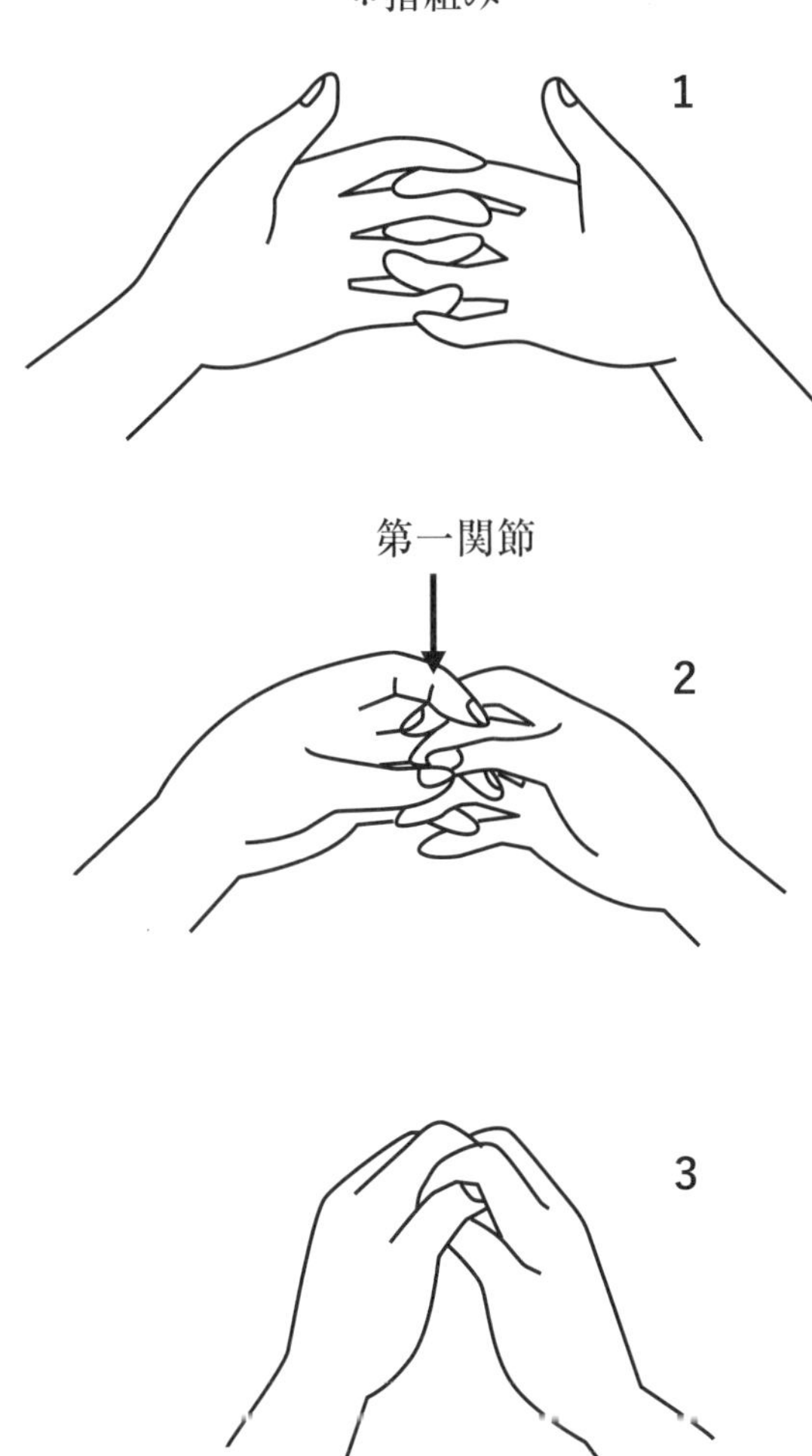

3　手のひらの中に卵を入れて軽く握るようなイメージで閉じましょう。

●ほおずきもみ

1　右手の親指と人差し指の腹を軽く合わせます。

2　左手の親指と人差し指で右手の人差し指の爪の両側を挟みます。

3　左手の指に軽く力を入れて押しもみます。

4　右手の親指と人差し指に軽く力を入れて指の腹を押し合い、左手の指でもみます。左右ほかの指でももむ、押す、を行います。

川嶋流温活は、意識さえしていれば、いつでもどこでもできます。

指先をもんで温める

＊ほおずきもみ

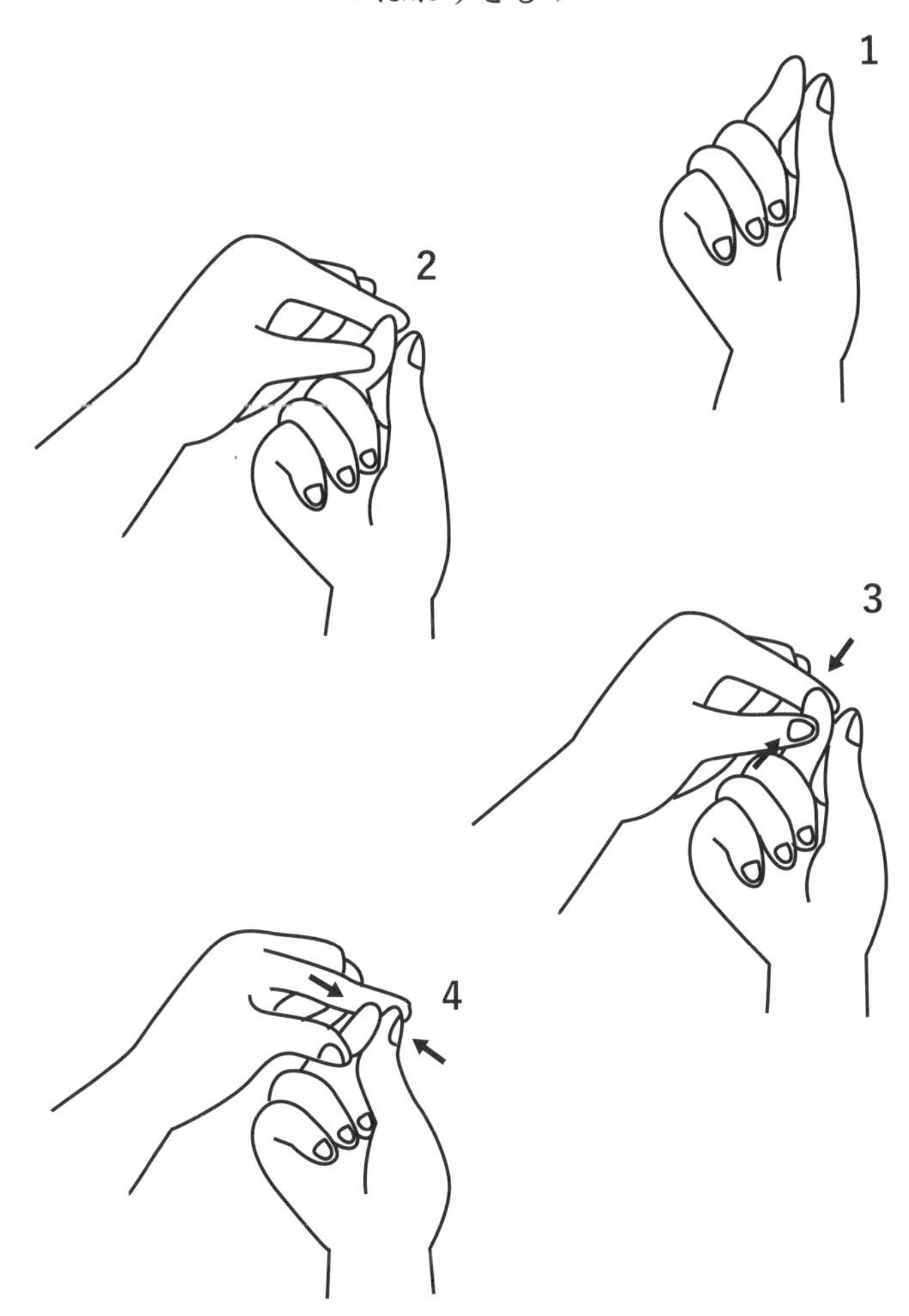

時間をもてあましたとき、テレビを見ているとき、指組みやほおずきもみを行ってみてはいかがでしょうか。電車やバスでの移動中や病院などの待ち時間も、たちまち有意義な時間に変わります。

巻き爪も「冷え」の原因に

爪の状態がよくないと、指先の血流が滞って「冷え」が起こり、全身のバランスがくずれてしまうことを知っていましたか。

たとえば、血流を滞らせる代表的な爪の状態は「巻き爪」です。

巻き爪は、本来はゆるいカーブを描いている爪の両端を、内側に巻き込んでしまう状態です。巻き爪になると指先を圧迫するために指がゆがみ、血流が悪化。そのために「体の冷え」を招いてしまうのです。

巻き爪の多くは足の親指に起こりますが、足のほかの指や手の指にも起こります。足の場合は合わない靴を履くことが大きな原因で、爪を正しく切っていない場合や深爪でも起こります。

「冷え」を解消する爪の切り方

今までなおざりだった人も、正しい爪の切り方を覚えましょう。巻き爪が次第に解消され、体のゆがみがとれて「冷え」も解消できます。

正しく爪を切るためには、「爪の中心点をとること」が大切です。爪は、爪の先、爪廓（そうかく）、爪根（そうこん）に囲まれています。爪廓と爪根が交わるところを結び、その中心から直角に伸ばした線と爪の先との交点が、その爪の「中心点」です。2Bなど軟らかい鉛筆で線を書いておくとわかりやすいでしょう。

爪の正しい中心点がとれたら、中心点に左右対称に爪が伸びるように切っていきます。爪にゆがみがなければ、中心点から左右対称になるように切ります。爪にゆがみがあって中心点がずれている場合は、ずれている方向と反対側を多めに切っていくと中心点が次第に修整されます。1回でたくさん切るのではなく、少しずつ切り進めるのがベスト。

手の爪が生え変わるのは約半年、足は約1年。この爪切りを続けると中心点が爪の真ん中を通るようになり、血液が行き渡って「冷え」も解消します。

●中心点のとり方（左ページ参照）

1　爪根と左右の爪廓の交点A、Bを結ぶ。

2　直線ABの中心Cから垂直線を伸ばし、爪の先との交点が中心点となる。

中心点のとり方

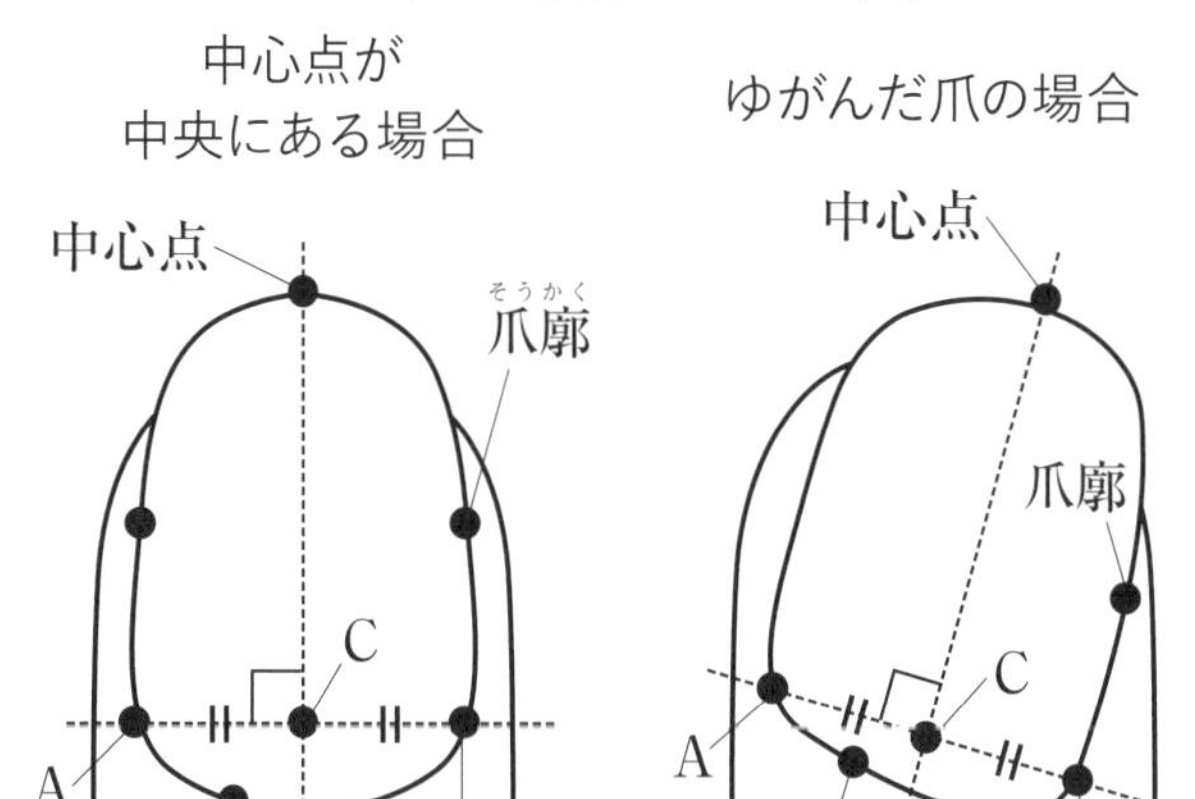

爪の切り方

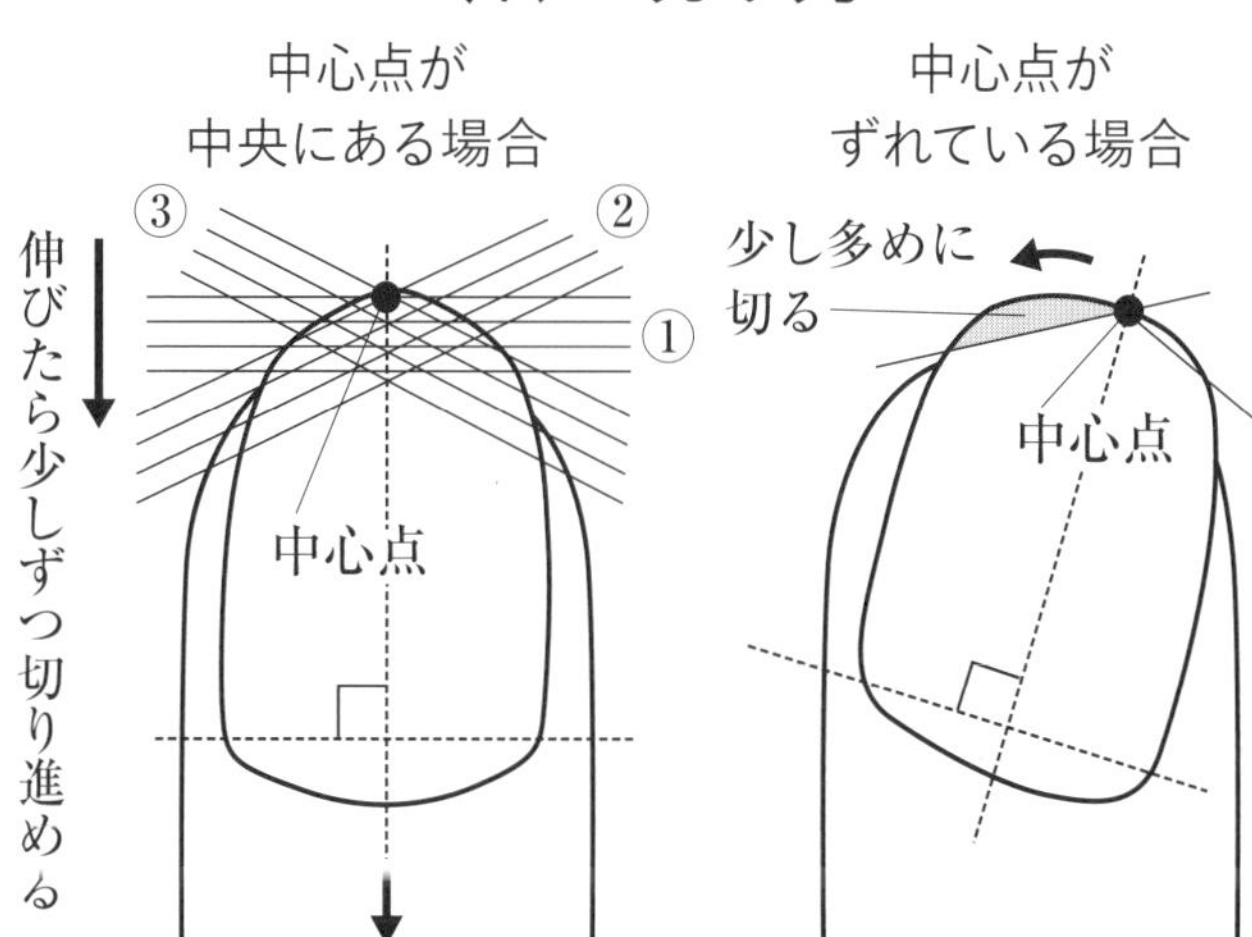

●爪の切り方（前のページ参照）

①、②、③の順番に切る。切ったあとはヤスリで整える。

忙しい人におすすめの「洗濯物干しスクワット」

運動しようと思っても時間がない、なかなか続かない……という人は、家事をしながら無理なくできる「ながら運動」がおすすめです。いつもの家事に少しトレーニングを加えるだけで「温活運動」になります。

まずは「洗濯物干しスクワット」。

スクワットは太ももに負荷をかける筋力トレーニングの代表で、太もも前面の大きな筋肉（大腿四頭筋）を鍛えることができます。これを、洗濯物を干すときに取り入れます。

カゴに入れた洗濯物を足元に置き、しゃがんで1枚ずつ手にとっては立ち上がってシワを伸ばして干す、という動作をくり返します。スクワット効果だけでなく、脚全体の筋肉にも効果を発揮します。立ち上がってシワを伸ばす作業では、二の腕や背筋にも効果があります。

モップに頼っていた床掃除を雑巾がけに切り替えるのもおすすめ。雑巾を左右に大きく動かすほどに背中の筋肉、二の腕の筋肉を鍛えることができます。

「体のゆがみ」を寝ながらリセット

体がゆがんでいると、血管がよじれたり圧迫されたりして、血液の流れが悪くなります。血流が滞ると体温も下がってしまいます。温活のためにも、体のゆがみは一刻も早く解消したいもの。

そこで、体のゆがみを簡単にリセットできる方法を紹介します。朝、目覚めたときに、布団に寝たまま1分でできるので、忙しい人にもぴったりです。

●体のゆがみをチェック

仰向けの状態で足を肩幅に開き、力を抜きます。最初に右足を軽く上げて下げます。次に左足を上げてみてください。「冷え」に悩まされている人は、どちらかの足が重く感じるはずです。体がアンバランスになっているために血流が滞って冷えているのです。

●足の上下運動

重く感じられたほうの足を少しだけ外側に開き、同じようにそれぞれ足を上げてみます。まだ重く感じられるようなら、さらに足を開きます。左右が同じように感じられるようになったら、そこが左右のバランスがとれた状態。そのまま左右交互

寝たままゆがみ解消

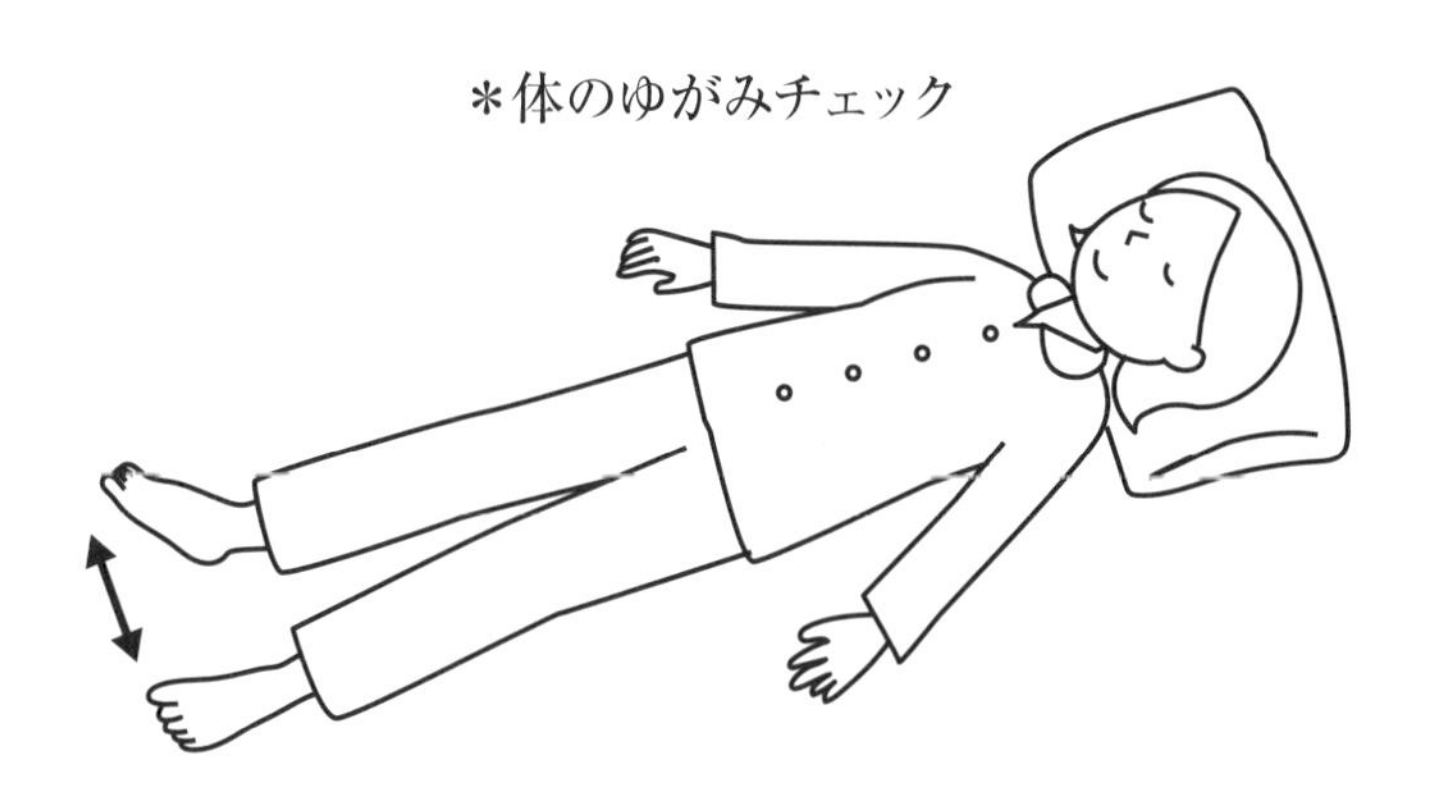

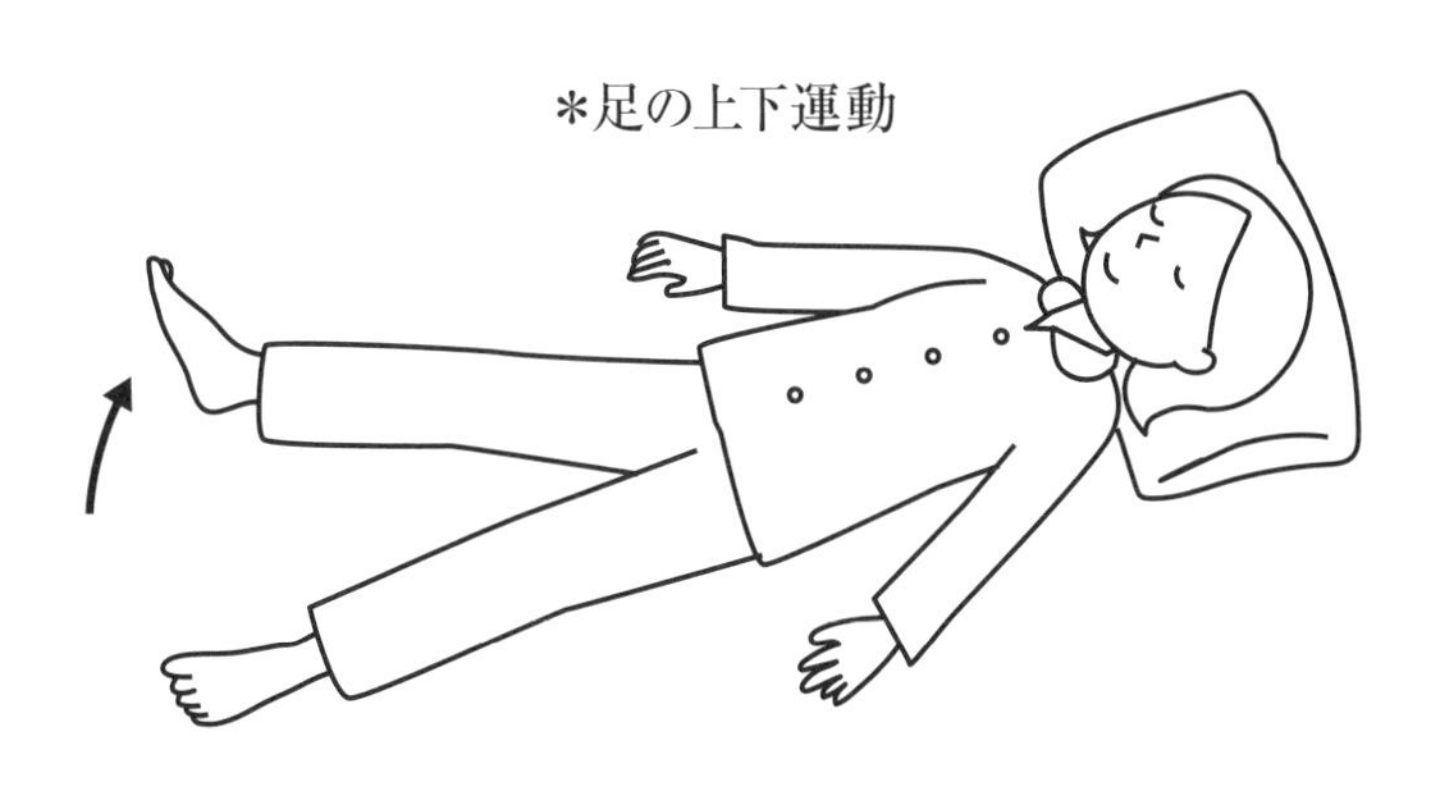

に2~3回ずつ足を上げる、ゆっくり下ろす、という動作をくり返します。

電車の中で立っているときも、ゆがみを矯正することができます。

1 まず、両足を肩幅程度に広げて深呼吸します。

2 次に、左右の足を順番に軽く後ろに引いて深呼吸。体のゆがんでいる人は、どちらかの足を引いたときにより呼吸しやすいと感じることができます。

呼吸がラクな状態で立ち続けると、体のゆがみが修正されて血流が改善。たったこれだけで移動時間に「冷え」を解消することができます。

こむら返りの予防・痛みに効くツボ

漢方医学では、体の中を「気・血・水」が循環していると考えます。
「気・血・水」とは、次のことを意味します。

- **気**……体の働きをつかさどる「生命エネルギー」
- **血**……全身に活力を与える「体の栄養」
- **水**……体をうるおす「体内の正常な水」

ます。

気が流れるルート「経絡（けいらく）」（ツボの筋道）は、体内を網の目のようにめぐってい

その要所要所で気の循環を支えている中継点が「ツボ」です。

こむら返りに効くツボ

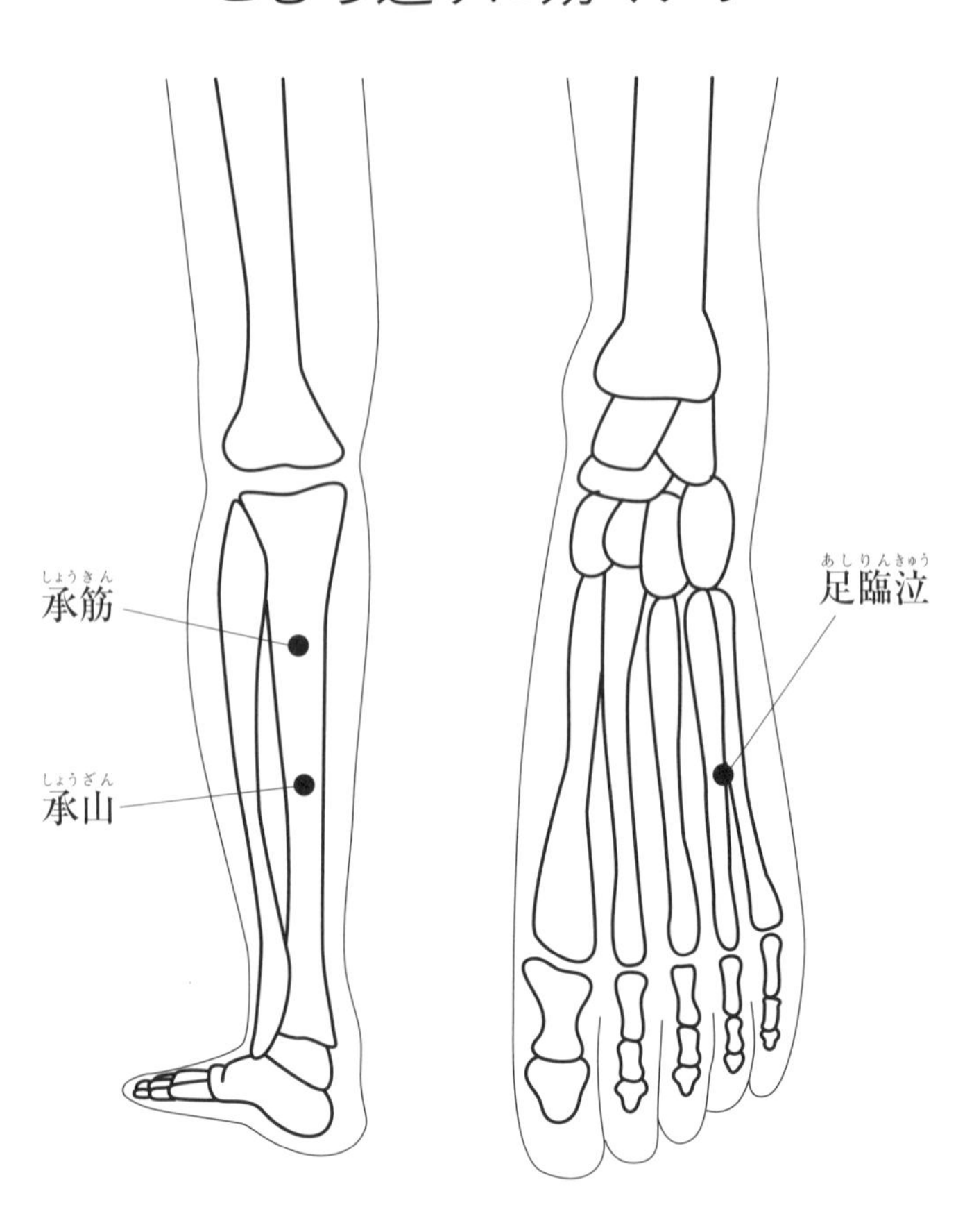

ツボを刺激することで気の流れを調整し、経絡を通じて直接触れることができない内臓や痛みのある部分に、間接的に働きかけることができます。

こむら返りの予防・改善に有効なツボを紹介しましょう。

ひとつめは「承山（しょうざん）」です。

ふくらはぎの筋肉の一番下、アキレス腱（けん）から上へ筋をなぞっていって筋肉にぶつかるところ。押してみると、アキレス腱からかかとまでしびれるような感じがします。足がつりそうになったときに押すと、ひきつりと痛みが緩和されます。

２つめは「承筋（しょうきん）」。

「承山」とひざ裏を結んだ中間あたり、ふくらはぎの真ん中にあるツボです。けいれんが治ったら手の親指の腹でゆっくりと押します。痛みがあるならなでるだけでもＯＫ。普段から刺激しておくと、こむら返りの予防効果もあります。

3つめは「足臨泣(あしりんきゅう)」。

足裏がつったときに効くツボです。足の甲側にある薬指と小指の骨の間を足首に向かってなぞっていって大きな骨にぶつかる手前のくぼみにあります。名前どおり、強く押すと泣くほど痛いツボなので、そっと刺激してください。

ツボ押しは、ふくらはぎマッサージとセットで行うと予防効果が倍増します。

段ボール箱＋アルミ箔で「冷え」を撃退

「冷え」、とりわけ「足元の冷え」は、こむら返りの引き金になります。

特に、ずっと座っている姿勢は、足を動かさないので血行が悪くなり、足元が冷えやすくなります。気温の低い冬や冷房が効いている夏も、足元を冷やさない工夫が必要です。

靴下や室内履きで「冷え」を予防するのもいいですが、段ボール箱とアルミ箔を利用した手作りの温活グッズを紹介します。

作り方は次のとおりです。122ページのイラストも参考にしてください。

まず、両足を入れてもややゆとりがあるサイズの段ボール箱を用意します。フタの部分は外側に折ってガムテープなどで貼ります。

次に、段ボール箱の内側全面にアルミ箔を両面テープで貼りつけます。

その中に足を入れると、アルミ箔が体温を魔法瓶のように内側に反射させて温度をキープします。足元がぽかぽかと温まって血管が拡張し、血行がよくなって「冷え」が和らぎます。もちろん、片足ずつ別々でもＯＫ。

電気代もかからず、くり返し使えるのもメリットです。段ボール箱が大き過ぎると温まりにくくなるので、箱の大きさには注意してください。

魔法瓶効果で足元ぽかぽか

＊段ボール箱+アルミ箔

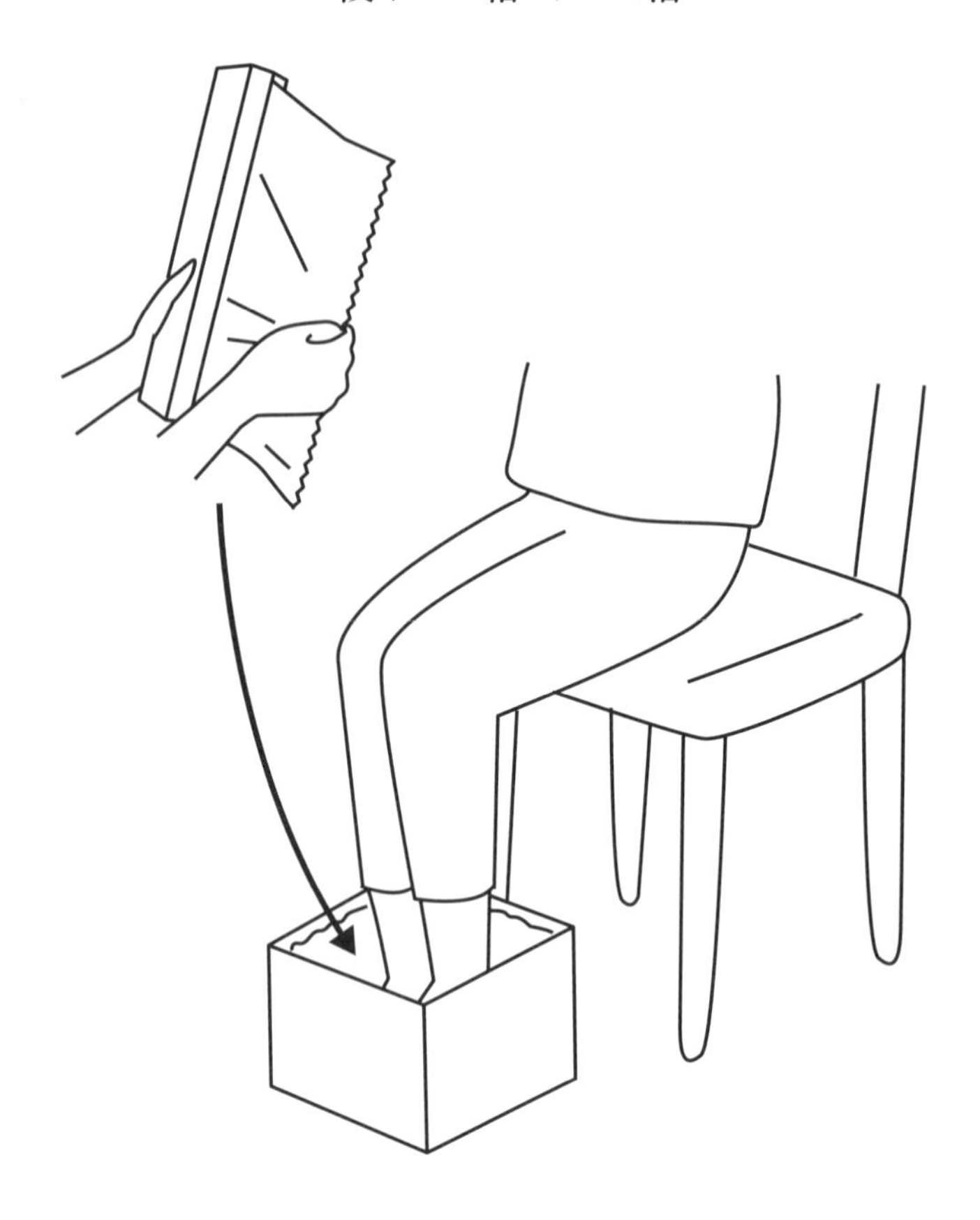

アルミ箔は、ほかにもこんな使い方ができます。
74ページで、靴下の重ね履きを紹介しましたが、1足目の靴下を履いたら、つま先をアルミ箔で包んでから2足目の靴下を履くと、ぽかぽか効果が倍増します。特に、寒冷地での効果は抜群です。

「あずき」を貼る、「くるみ」を握る

87ページで、落花生を足指に挟む温活テクニックを紹介しましたが、身近な食材を使った方法を、さらに2つ紹介します。

ひとつめは「あずき」です。
あずきひと粒を手のひらの薬指のつけ根の下にテープで固定します。
その上から軽く押して刺激するのも効果的。

あずき貼りで交感神経を刺激

＊あずきを貼る位置はココ！

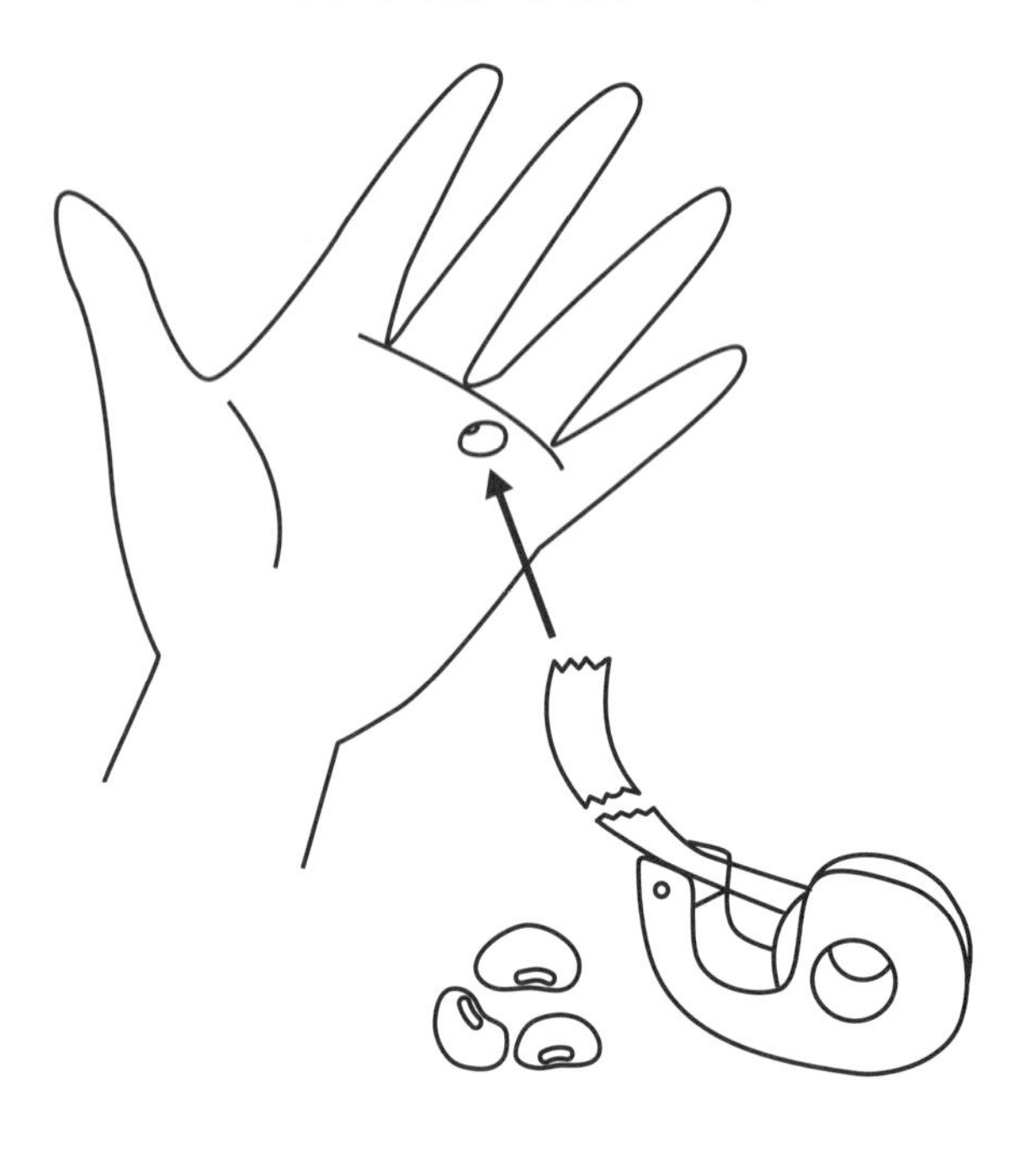

親指、人差し指、中指、小指は自律神経の副交感神経につながっていますが、薬指だけが交感神経につながっています。ここをほどよく刺激すると血流改善に効果的。関節痛や肩こりの軽減も期待できます。

2つめは「くるみ」です。

軽く握っているだけで、ゴツゴツした感触がほどよい刺激を与え、手先から血流が促されます。

手の冷え、肩こり、慢性頭痛などにも効果的です。

どちらも簡単にできることですので、ぜひ試してみてください。

内側から体を温めてくれる食材

東洋医学では、体を温める食べ物を「熱・温性食品」、冷やす食べ物を「流・寒性食品」と呼んでいます。

熱・温性は寒い季節や寒い地方で採れたもの、流・寒性は暑い季節や暑い地方で採れたものです。

また、色が濃いもの、土中に向かって育つもの、水分が少ないもの、塩分が多いもの、スパイス・薬味などが体を温める食べ物です。積極的に取り入れましょう。

●寒い地方で採れるもの

ねぎ、にら、かぶ、りんごなど

●色が濃いもの

赤身の肉や魚、かぼちゃ、にんじんなどの緑黄色野菜、玄米など未精製の穀類、納豆、黒ごまなど

●土中に向かって育つもの

ごぼう、にんじんなど

●水分が少ないもの

チーズ、ドライフルーツなど

●塩分が多いもの

味噌、しょうゆ、漬け物など

●スパイス・薬味

とうがらし、こしょう、シナモン、しょうが、しそなど

逆に、体を冷やすのは次に挙げる食材です。

●色が薄いもの、白いもの

大根、もやし、牛乳、砂糖、白米、小麦粉でできたパンや麺など

●水分が多いもの

スイカ、メロン、パイナップル、マンゴーなど

●暑い時季に採れる野菜

きゅうり、レタス、なす、トマトなど

第5章

こむら返りを招く生活習慣

夏の夜の「こむら返り」とエアコンの関係

快適な温度を保ってくれるはずのエアコンが、体を冷やし、こむら返りが起こりやすい条件をつくってしまうこともあります。

冷房の効いた部屋に長時間いると、体の深部まで冷えてしまいます。すると、交感神経が優位に働き、体温を逃さないように血管を収縮させます。

たとえば、エアコンの効いた涼しい部屋から気温30℃以上の屋外に出た場合、急激な温度の変化に自律神経は対応できません。体温調整ができないため、体は冷えたまま。

こうして夏の夜、こむら返りに襲われることになるのです。

スカーフやひざ掛けなどで首元、太ももなどの温めポイント（75ページ参照）を冷やさないことが大切です。

また、冬は温かい空気が上にたまるので、頭や顔が熱くなり、その代わりに足元が冷えます。頭や顔が温まると「暑い」と感じてしまい、足元の保温がおろそかに。

その結果、夜間、足先の「冷え」からこむら返りが起こります。

床暖房やホットカーペットなどを併用して足元を冷やさない工夫をしてください。

冷たい飲み物が内臓を冷やして激痛を招く

冷蔵庫を開ければ、キンキンに冷えた水、ジュース、牛乳、ビールなどの飲み物がいつでも取り出せます。暑いからといって冷たいものばかり飲んでいると、そのたびに内臓を冷やすことになり、体の内側から「冷え」を招きます。

夏でも手足の先やお腹や腰が冷たくなり、こうした「冷え」がこむら返りの発現率をアップさせてしまいます。

お湯を沸かす時間があるときは、温かい麦茶やハーブティーがおすすめです。カフェインには血管を収縮させる作用があり、眠りも妨げるので、コーヒーを飲むなら夕方以降は避けましょう。

今は外出先でもコンビニや自動販売機で手軽に冷たい飲み物が手に入るので、昔に比べ冷たいものを飲む機会が圧倒的に増えています。

飲料を買うときには、

〝本当に冷たいものが飲みたいか〟

と体の声を聞き、のどが渇いているだけなら常温のドリンクを選ぶのが正解です。

最近は、常温のドリンクを扱うコンビニも増えています。

1日20分のウォーキング

車に乗って座ったまま移動することは快適です。

でも、それと引きかえに運動不足は免れません。通勤は車、近所の買い物さえも車……。こんな生活をしていたら、筋肉は衰える一方です。

筋肉の主な働きは体を動かすことです。

ギプスで固定されたり、極端な例ではありますが、たとえば無重力の宇宙空間で筋肉を使わなかったりすると、筋力は1日に1％低下するともいわれます。下半身の筋力の低下率は上半身の3倍も大きいことがわかっています。

筋力の低下は基礎代謝や体温の低下を招くばかりではなく、将来的には寝たきりになってしまうリスクも高まるといわれています。

筋肉を維持するために、1日20分歩くことから始めてください。

今まで車でまとめてしていた買い物を、ウォーキングを兼ねて歩いて行くようにするだけでOK。荷物を一度にたくさん持てないからこまめに買い物に行くようになり、運動量が増え、筋力低下に歯止めをかけられます。

車を使わないで歩く、ちょっと不便な生活を取り入れ、こつこつと筋肉を育てていきましょう。

「シャワー生活」に温め効果はなし

湯船につかれば体温は約1℃上昇しますが、シャワーだけでは体の表面しか温まりません。

時間がないからとシャワーだけですませていると、体が冷えた状態が続き、冷え症や肩こりになり、自律神経のバランスもくずしてしまいます。

1日に1回、できれば就寝時間の1時間ほど前に、ぬるめのお湯（38～40℃）にしっかりつかって体の奥の温度を上げることが大切です。

体の深部まで温まると、体温が下がりにくくなります。

また、私たちは体の深部温度が下がると眠くなります。

就寝の1時間前くらいに温かいお湯につかって体温を上げ、体温が下がったタイミングで布団に入ると、心地よく入眠できます。睡眠の質も高まり、健康効果も上がります。

寝る前の入浴タイムは健康維持に欠かせないものと考え、こむら返りを回避する温活として、毎日やってみてください。

血流不足を引き起こす暴飲暴食

食事をすると、血液が消化のために働こうとして消化管に集まり、筋肉や手足の末端部分の血液が減少します。

つまり、一時的に「冷え」の状態に近づきます。誰にでも起こる体の反応で、健康であればすぐに解消されます。

しかし、暴飲暴食をすると状況は違ってきます。

大量の食べ物や飲み物が体に入ってくると、全身の血液が長時間にわたって消化管で使われることになります。血流不足が起こり、熱がつくられず体を冷やしてしまいます。健康のためにも、こむら返りを回避するためにも、食べ過ぎは禁物です。

１口30回以上噛(か)んで満腹中枢を刺激し、食べ過ぎを防ぎましょう。噛むことは脂肪を燃焼させて体温を上げる効果もあります。

お酒は体を温めるというイメージを持っている人は多いかもしれませんが、飲み過ぎると、それは「暴飲」です。

適量（ビールなら中びん1本、日本酒なら1合程度）であれば副交感神経が優位になって血流がよくなりますが、それ以上飲むとアルコールを分解するために過剰に水分をとるので、水分で体を冷やしてしまうのです。

就寝前のスマホも「冷え」の原因に

「ブルーライト」という言葉を聞いたことがありますか。

太陽光だけでなく、パソコンやスマートフォンなどの液晶画面、ＬＥＤ照明やテレビのモニターから出ている光にも含まれる青色領域の光で、眼精疲労や視力低下を誘発すると指摘されています。

このブルーライト、目に対する影響だけでなく、体の「冷え」にも関わっています。

ブルーライトは波長が短く拡散しやすい光なので、しっかり見ようとしてピントを合わせるために目の筋肉が緊張して眼精疲労を招きます。さらに交感神経が刺激されることで血管が収縮し、「冷え」にもつながるのです。

また、就寝前にスマホを見ていると、脳内物質の分泌が乱れて睡眠を妨げ、これも「冷え」の原因になります。

寝る前にスマホは見ないようにするのがベストです。

夜、パソコンを使うときも、ブルーライトをカットするメガネをかけたり液晶画面にフィルムを貼ったりなどの工夫が必要です。

着圧ソックスを履き続けると血行不良に

履くだけで「脚が細くなる」「むくみがとれる」と、女性の間で人気の着圧ソックス。冬は冷え対策として、一石二鳥とばかりに愛用している人もいらっしゃるのではないでしょうか。

しかし、使い方を間違えると、脚が細くなったりむくみがとれるどころか、逆に「冷え」を招き、こむら返りを誘発してしまうかもしれません。

着圧ソックスのパッケージには圧力の強さ（㎜Hgやh Paなど）が表示されています。数値が大きいほど圧力が強くなります。

30㎜Hg以上の高圧のソックスは、冷えやむくみ改善としてその場しのぎにはなりますが、長時間履いていると血管やリンパ管を圧迫し続けて、血行不良を起こしたり、リンパの流れを妨げたりしてしまいます。

40㎜Hg以上になると動脈閉塞のリスクを高めるともいわれています。

日常生活のむくみを取り除くなら、中圧（20～30㎜Hg）か低圧（15～20㎜Hg）のソックスで十分です。

また、長時間履いていると、脚の筋肉が担っている、血液を心臓に送り返す「ポンプ役」の作用が衰えてしまいます。たくさん歩いた日の夜だけ、たとえば午前か午後だけなど、時間やタイミングを決めて使うのがおすすめです。

就寝中に着用する際にも注意が必要です。血行不良を招くと同時に、締めつけによって睡眠の質が落ちてしまうこともあります。睡眠時に履く場合は、就寝用に設計された低圧タイプを選んでください。

補整下着は百害あって一利なし

お腹まわり、太もも、お尻、二の腕には大きな筋肉があり、血液が流れることで温かさが保たれています。

たるんだお肉、くびれのない体形を補整しようと、締めつけのきつい下着をつけていませんか。

着圧ソックスと同様に、こうした下着は、血管を圧迫して血液の流れを妨げ、「冷え」を招く原因となります。

特に、お腹まわりに脂肪がついている人は要注意。

脂肪は冷えると温まりにくい性質があるので、いったん冷えてしまうと、つねにお腹に保冷剤を抱えているようなもの……。

すると、ますます体が冷えやすくなってしまうという悪循環に陥ります。

補整下着に頼らずにすむためには、これまで述べてきた、

- **こつこつ歩く**
- **ながら家事**
- **ちょっとした筋トレ**

を取り入れて、筋肉を減らさない生活を心がけてください。

ぽかぽかできゅっと引き締まった、こむら返りを寄せつけない体を手に入れることができます。

第6章
こむら返りに隠れた重病のサインを知る

糖尿病、肝臓病、腎臓病との関係

激痛とともに筋肉のけいれんが起こるこむら返りの多くは病的なものではなく、発現すること自体は珍しいことではありません。

しかし、頻繁にあらわれたり、いつもと違った症状があったりするときには、命に関わる重篤な病気が隠れているケースもあります。こむら返りに関わる病気にはどんなものがあるのか、そしてそれらの病気との関係について知っておきましょう。

こむら返りは、大きく分けて代謝系、脊椎系、血管系、甲状腺系、神経系などの病気によって引き起こされます。

たとえば、代謝系の病気なら、

・糖尿病

・肝機能障害

・腎機能障害

が代表的疾患です。これらの病気が原因となって、「つる」という筋けいれんがあらわれることが知られています。

脚以外の首や肩、腕、あるいは全身がつる場合は、

・肝硬変

の初期段階の可能性があります。

「肝硬変」は肝細胞の周辺に慢性的に炎症が起こる（肝炎）と、肝細胞の破壊と再生がくり返されて次第に線維に置き換わり、肝臓がごつごつとかたくなる病気です。

また、腰痛があり、こむら返りを頻繁にくり返すのであれば、

・腰椎椎間板ヘルニア

・腰部脊柱管狭窄症

などの脊椎の病気が原因となって起きていることもあります。

さらに、血管の病気や神経系の病気の症状のひとつとして、こむら返りが起こることもあります。

気になる症状があるときは、整形外科、神経内科、循環器科、糖尿病の専門医などを受診しましょう。

頻繁に起こるこむら返りと糖尿病

食事をすると、糖質はブドウ糖に分解されて血液中を流れるために、食後の血糖値（血液中のブドウ糖の濃度）が上がります。

健康であれば、膵臓（すいぞう）からインスリンというホルモンが分泌され、ブドウ糖を細胞内に運び、脳や筋肉、臓器のエネルギーに変えたり、蓄えたりすることで、血糖値は下がります。

しかし、なんらかの理由でインスリンの分泌量が不足したり、インスリンの働きが低下したりすると、血液中に多量の糖が存在することになります。

それが、血糖値が高い状態「高血糖」。

高血糖が続くと、筋肉や内臓などがエネルギー不足になり、さまざまな症状が起こります。これが糖尿病です。

糖尿病の初期の頃は、自覚症状はほとんどありません。しかし、次第に全身に合併症があらわれてきます。血糖値が高い人で、頻繁にこむら返りを起こす人は、糖尿病の疑いが強まります。

こむら返りは、体からの〝シグナル〟といえるかもしれません。

高血糖と血液循環の悪化

こむら返りが起こる背景には「神経障害」があります。

血糖値が高い状態が続くと、末梢神経への血液循環が悪くなり、筋肉に十分な血液が送られなくなるためにこむら返りが起こると考えられています。こむら返りのほか、手先や足先のしびれ、感覚や運動のまひ、痛みなどの症状もあります。神経障害が進行すると、ちょっとしたケガから壊疽（えそ）（組織が死んでしまうこと）を起こし、脚を切断しなければならないこともあります。

体からのシグナルを見逃さないように、これらの症状がある場合は、念のために病院で診てもらってください。

また、糖尿病によって腎臓の機能が低下することもあります。腎臓が老廃物を含む血液を濾過（ろか）することができなくなり、体のミネラルバランスがくずれてしまいます。こうした機序（きじょ）から、腎障害がこむら返りを招いてしまうと考えられます。

ひょっとして脊椎系の病気かも？

慢性的に腰痛があり、なおかつ、こむら返りの発生頻度が高いのであれば、脊椎系の病気が隠れているのかもしれません。そのなかでも多いのが「腰椎椎間板ヘルニア」です。

私たちが一般的に呼ぶ「背骨」は、専門的には「脊椎」といいます。脊椎は「椎骨」と呼ばれる骨の集合体です。

32〜34ある椎骨は、頭に近いほうから「頸椎」（7個）、「胸椎」（12個）、「腰椎」（5個）、「仙骨」（5個）、「尾骨」（3〜5個）があります。

尾骨の数が3〜5個となっているのは、尾骨は人間にしっぽがあった名残で、その数には個人差があるためです。

腰椎の椎骨は、前方の「椎体」と後方の「椎弓」からなり、椎体と椎弓の間には「脊柱管」という管状の隙間があり、脊髄や脊髄神経が通っています。

腰椎は、椎骨の間にクッション役の「椎間板」を挟み、5つの椎骨が積み重なっています。椎間板の中央はゼリー状の「髄核」で、そのまわりを「線維輪」が覆っています。強い衝撃を受けたり老化が進んだりすると、椎間板の中にある「髄核」が飛び出して神経を刺激します。これが「椎間板ヘルニア」です。

椎間板ヘルニアは頸椎（首）にも起こりますが、多くは腰椎（腰）に起こることが知られています。痛み、しびれとともに、こむら返りも起こりやすくなるので、まず、腰椎椎間板ヘルニアの治療を受けることをおすすめします。

安静にすること、コルセット装着や骨盤牽引（けんいん）の治療をすることによって症状が改善する場合もあります。

腰部脊柱管狭窄症が隠れているケース

腰椎椎間板ヘルニアと同様に、こむら返りと関係の深い脊椎の病気があります。それは「腰部脊柱管狭窄症」です。

前述したように、脊柱管は、椎骨の前方の「椎体」と後方の「椎弓」の間の隙間を通っている管で、その中には脊髄や脊髄神経が通っています。

腰部脊柱管狭窄症は、椎間板ヘルニアによるものもありますが、年齢とともに椎骨が変形して起こる変形性脊椎症や靭帯の骨化、また、脊椎すべり症、さらには外傷、手術などで脊柱管が狭くなる（＝狭窄する）病気です。

脊柱管が狭くなって神経が圧迫されることによって腰椎からふくらはぎへと伸びる神経を刺激して〝誤作動〟を招き、こむら返りが起こると考えられます。

また、狭窄症の特徴的な症状に「間欠性跛行（はこう）」があります。しばらく歩くと脚が重だるくなり、痛み、しびれが出て長い距離を続けて歩くことができなくなります。

悪化すると、バス停で背筋を伸ばして立っているだけでも、太ももやひざから下にしびれや痛みを生じます。そこで、少し前かがみになったり腰かけたりして休むとしびれや痛みが治まり、再び歩けるようになります。

初期の場合なら、薬物療法、運動療法で症状が改善できるので、早めに整形外科で適切な治療を受けましょう。

日常生活でも、少し工夫をすることで、症状を軽減できます。

たとえば、歩くときに杖をついたりシルバーカーを押したりして腰を少しかがめるように心がけます。立ち仕事のときは、片足を踏み台にのせます。腰の神経の圧迫が軽くなり、痛みやしびれ、こむら返りが起こりにくくなります。

血管の老化「動脈硬化」も原因に!?

高血圧や糖尿病など生活習慣病と関連が深い「動脈硬化」。こむら返りを引き起こす原因のひとつでもあります。また動脈硬化は、命に関わる重篤な病気につながるリスクが高まるので、注意が必要です。

まず、動脈硬化とは何かを説明しましょう。

動脈硬化は、動脈の血管壁が厚くなり、かたくなった状態。老化だけでなく、高血圧、高血糖、肥満、運動不足、喫煙、さらに過剰なＬＤＬコレステロール（悪玉コレステロール）や中性脂肪が酸化することも、動脈硬化の原因です。

血管は文字どおり「血液が通る管」。全身に酸素と栄養をめぐらせ、二酸化炭素や老廃物を回収し、体温を調節するなど生命活動に欠かせない組織です。

血管は外膜、中膜、内膜の3層構造をしています。若い血管は柔軟で血流がスムーズですが、加齢や危険因子が重なって次第にしなやかさを失い、血管壁が厚くなり、かたくなります。

その血管の一番内側にある内膜の細胞に小さな傷や隙間ができると、そこから血液中の（変性）悪玉コレステロールなどが侵入し、血管の内側に「プラーク」と呼ばれるコブをつくります。

かたくなった血管にプラークができると血管の内側がますます狭くなって血流が停滞。血流の悪化が「冷え」を招き、こむら返りが起こりやすい状況をつくってしまうのです。

また、動脈硬化が進行するとプラークが傷ついて血栓（血液のかたまり）が発生。脳や心臓の血管を詰まらせて「脳梗塞」や「心筋梗塞」などの病気を引き起こしてしまいます。

塩辛い食べ物や過度な飲酒はなるべく控え、不規則な生活習慣を改善し、薬物療法を同時に行って高血圧と動脈硬化をコントロールしましょう。

歩行が困難になる「閉塞性動脈硬化症」

腰部脊柱管狭窄症の特徴的な症状として説明した「間欠性跛行」。これは、しばらく歩くと脚にだるさ、痛み、しびれが出て長い距離を続けて歩くことができなくなる症状です。この「間欠性跛行」の原因として、腰部脊柱管狭窄症のほかに、「閉塞性動脈硬化症」などの血管系の病気も挙げられます。

腰部脊柱管狭窄症は腰痛があり、前かがみになることで脚の痛みが治まりますが、閉塞性動脈硬化症では痛みが治まりません。

また、腰部脊柱管狭窄症の場合、間欠性跛行は数分で治るのに、閉塞性動脈硬化症は間欠性跛行が改善するのに20分以上かかります。

つまり、腰痛がない、間欠性跛行が起きたときに前かがみになっても痛みが治まらない、間欠性跛行が長引く場合は、閉塞性動脈硬化症を疑いましょう。

閉塞性動脈硬化症は、脚の血管の動脈硬化などによって血管が狭くなり、ふくらはぎを中心とした下肢の筋肉の血流が低下し（虚血）、歩行が困難になる病気です。血流低下によって脚が冷たくなり、こむら返りが起こりやすくなります。こうした予兆の後、脚が痛む、しびれるなどの初期症状があらわれ、次第に間欠性跛行がみられるようになります。

閉塞性動脈硬化症の人は、脚だけでなく、ほかの血管でも動脈硬化が進行している疑いがあります。脳梗塞や心筋梗塞になるリスクが高いので注意が必要です。

こむら返りは脳梗塞の前兆か!?

あまり知られていませんが、脳梗塞が起こるその前兆として、「一過性脳虚血発作」が起こることがあります。

「虚血」とは、血液の流れが不十分なせいで神経症状が出現する状態のことです。小さな血栓が脳内の血管を一時的に詰まらせ、次のページにあるような神経症状があらわれます。

血管を詰まらせた血栓が溶けたり細かくくずれたりして血液が再び流れ出すと、症状は消えます。多くの発作は数分で消失するか、長くても24時間以内で治まります。

一瞬、脳の血管が詰まることで、あらわれるのは次のような症状です。

- 片方の目が突然見えなくなる
- 視野が欠ける
- ろれつがまわらなくなる
- 言葉が出なくなり、言葉の意味を理解できなくなる
- 手足や顔など体の片側がしびれたりまひしたりする
- こむら返りが頻繁に起こる

前のページのような症状が消えたからといって、軽視してはいけません。

一過性虚血発作を治療しないで放っておくと、30%以上の確率で脳梗塞を起こす、という危険な状態にあるのです。

ですから、次の発作が差し迫っているという危機感を持って、一刻も早く専門の医療機関にかかって治療を開始する必要があります。

脳梗塞のサインを見逃さない！

脳卒中は、脳の血管が詰まるか、破れるかによって、脳梗塞、脳出血、くも膜下出血に分けられます。

脳出血やくも膜下出血は、脳の血管が破れて血液が漏れ出し、脳の組織が破壊される病気です。

一方、脳梗塞は脳の血管が詰まり、血流が滞って脳の組織が壊死(えし)してしまう病気です。脳卒中のなかでも４分の３以上を占めているのが脳梗塞です。

血管が詰まった箇所により症状は異なりますが、脳梗塞で最も多い症状は、体の右半身、もしくは左半身に力が入らなくなる運動まひです。急に半身の手足が動かなくなったら脳梗塞の疑いが強くなります。

次に示したものが、代表的な症状です。

- **急に手足から力が抜ける**
- **片方の足を引きずっているといわれる**
- **ものにつまずく**

- 言葉が出てこない、言葉の意味が理解できない
- ふらふらしてまっすぐ歩けない
- 片方の手足がしびれる
- 急にめまいがする
- 片方の目が急に見えなくなる
- ものが二重に見える

このような症状があったら、ただちに脳神経内科や脳神経外科などを受診してください。

また、脳梗塞は後遺症が残ることが多く、日常生活にサポートが必要になることも少なくありません。

命を落とすことも少なくありません。

脳梗塞が起こったら一刻も早く救急車を呼び、専門の病院を受診することで、その後の経過がよい方向に向かう可能性が高くなります。

ちなみに、日本脳卒中協会では、

1　口がヘン！
2　言葉がヘン！
3　手がヘン！

と3つの「ヘン」な症状が「突然に」あらわれたら、脳梗塞のサインなので、すぐに救急車を呼んで病院へ行くことを推奨しています。

こむら返りは心臓からのSOS!?

心臓は1日に約10万回、生涯休みなく拍動する「ポンプ」。このポンプを動かすエネルギー源が「冠動脈」です。

まるで心臓が冠をかぶっているように心臓の表面を覆っている冠動脈が、心臓の筋肉の細胞に血液や栄養、酸素を送り出すことで心臓は動いています。

加齢とともに、冠動脈の動脈硬化が進むと、血管の内側が狭くなり、心臓を動かす血液が不足します。

すると、心臓からのＳＯＳ信号として、胸の痛みや圧迫感などの発作を発信するのです。それが「狭心症」です。

発作の多くは労作時に始まりますが、安静にすれば、長くても15分程度で治まります。

痛みの感じ方には個人差があり、体のあちらこちらに次のような症状があらわれることもあります。

- **胸の痛みや圧迫感**
- **動悸（どうき）、息切れ**
- **背中の痛み**
- **左肩、左腕の痛み**
- **あごやのどの痛み**
- **歯の痛み**
- **こむら返り**

狭心症の状態から動脈硬化が悪化し、血栓ができて冠動脈を閉塞し、血流が途絶えた状態が「心筋梗塞」です。

つまり「狭心症」は心筋梗塞の前駆症状なのです。頻繁に発作が起きる、発作が長く続く、軽い動作で発作が起きる場合は、心筋梗塞に移行する危険性が高くなります。循環器内科を受診し、適切な治療を受けましょう。

日常生活では、心臓に負担をかける運動、熱いお風呂、喫煙は避け、安静に過ごしましょう。

心筋梗塞の前兆を知る

狭心症が悪化して、心臓の表面を覆っている冠動脈の動脈硬化が進み、血栓が冠動脈をふさいでしまう。すると、心筋（心臓の筋肉）に血液を送ることができなくなって心筋が酸素不足となり、心筋の細胞が壊死してしまいます。

これが「心筋梗塞」です。

「火箸で刺されたような痛み」
「えぐられるような痛み」
と表現されるほど、突然激しい胸の痛みに襲われます。突然死の原因にも挙げられる恐ろしい病気です。

心筋への血流がストップして20~40分後から心筋の組織が壊死し始めます。心臓には別のルートを使って血液を運ぶメカニズムがあるので、冠動脈が閉塞してから心筋梗塞に至るまでの時間には個人差があります。

血栓が大きいほど心筋細胞の破壊範囲が広くなり、ダメージも深刻になります。狭心症と異なり、心筋の細胞が壊死するので、壊死した細胞は元の状態には戻りません。一分一秒でも早く治療を始めることができれば、ダメージを最小限に食い止められます。

心筋梗塞の主な症状は、次の通りです。

- 30分以上続く左胸の激しい痛み
- みぞおちの締めつけられるような痛み
- 吐き気、むかつき
- 冷や汗
- 左肩の痛み
- あごの痛み
- 呼吸困難

発作後、数時間経つと痛みが引いていきます。

これは壊死に陥り、痛みの感覚がなくなったため。そのまま壊死が広がると血圧低下、意識障害に陥り、心停止によって死に至ることもあります。

一刻を争うので迅速な処置が必要です。

神経系の病気で起こるこむら返りも

運動神経は、内蔵を含む体の筋肉の動きを指令するために信号を伝える神経です。ここに筋萎縮性側索硬化症（ＡＬＳ）や、末梢神経障害などの疾患が作用してこむら返りが起こることもあります。

「筋萎縮性側索硬化症」「ＡＬＳ」……難しい病名ですね。これを聞いて、どんな病気か思い当たる人は少ないでしょう。

ＡＬＳは、筋肉そのものの病気ではなく、脳や末梢神経からの命令を筋肉に伝えて運動をつかさどる運動神経細胞（運動ニューロン）が侵される病気で、難病のひとつに指定されています。

脳からの「手足を動かせ」という信号が伝わらなくなり、筋肉を動かせないので力が弱くなり、筋肉がやせてしまいます。

すると、体を自由に動かせなくなって筋肉が硬直し、何かのきっかけで強い収縮が起こると、こむら返りを発症します。

末梢神経障害は、文字どおり、末梢神経に故障が起こる疾患の総称です。

末梢神経には、手足を動かすための運動神経、感じたものを脳に伝える感覚神経、内臓などの働きに関係する自律神経があります。

力が入りにくい、筋肉がやせるという症状のほか、両足の指先の違和感、足底に紙が貼りついたような感じ、正座したあとのような足のしびれ、砂利の上を歩いているような感覚、足のつり、こむら返りなどの症状がみられます。

糖尿病の合併症で起こることが多く、その場合、治療の基本は血糖値を正常に保つことになります。

おわりに

透析の治療中に、患者さんがよくこむら返りを起こします。そんなときは、ふくらはぎを温めて「芍薬甘草湯（しゃくやくかんぞうとう）」を服用していただきます。

芍薬甘草湯は昔から、登山をする人の間ではよく知られた漢方薬で、筋肉の緊張をゆるめ、けいれんや痛みを和らげる作用があるのです。就寝前に服用すればこむら返りの発現を予防できますし、こむら返りが起きたときに飲めばすぐに症状が治まる即効性があります。

本書では、こむら返りが起きてしまったときの対処法に加え、予防法をたくさん紹介しました。湯たんぽを太ももにのせる、足裏をマッサージする、両手の指先をもむ……。その方法はどれも簡単で取り入れやすいものばかりです。

日常生活を少し改善して「冷やさない」「温める」ことを意識し、実践するだけで、こむら返りを寄せつけない体を手に入れることができるのです。

つらい痛みに悩んでいる方がひとりでも多く、痛みから解放されることを願っています。

「こむら返り」という症状をきっかけに、自分の体を見つめ、血のめぐりのいい体に整えてください。

そうすれば、体の中から自然と活力が湧き上がってくるはずです。活力は幸せを生み出します。

本書が、みなさんがよりアクティブでハッピーに暮らすためのお役に立てれば幸いです。

医学博士　川嶋 朗

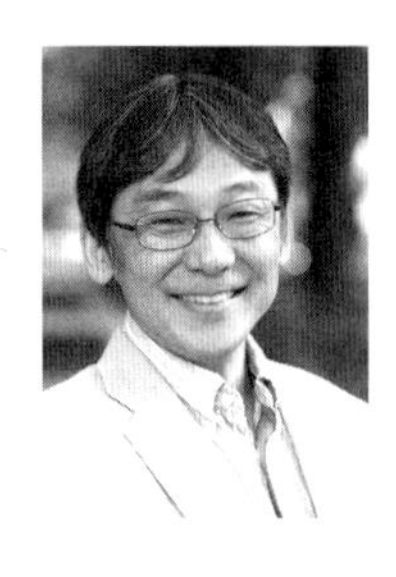

川嶋 朗（かわしま・あきら）
医学博士

1957年東京都生まれ。東京有明医療大学保健医療学部鍼灸学科教授、一般財団法人東洋医学研究所附属クリニック自然医療部門担当、日本予防医学会理事。

北海道大学医学部卒業後、東京女子医科大学入局。ハーバード大学医学部マサチューセッツ総合病院、東京女子医科大学附属青山自然医療研究所クリニック所長などを経て、2014年4月から現職。

漢方をはじめとするさまざまな代替医療、伝統医療を取り入れ、西洋医学、東洋医学などの垣根を越えた「統合医療」を実践。患者目線の診療も評判。

『川嶋流「温活」で心とからだの万病を防ぐ』（メトロポリタンプレス）、『医者は自分や家族ががんになったとき、どんな治療をするのか』（アスコム）など著書多数。

こむら返りは自分で治せる！

2020年 2月7日　第1刷発行
2021年12月9日　第2刷発行

著　者　川嶋 朗
発行人　蓮見清一
発行所　株式会社宝島社
〒102-8388 東京都千代田区一番町25番地
営業 03（3234）4621
編集 03（3239）0646
https://tkj.jp
印刷・製本　サンケイ総合印刷株式会社

Printed in Japan
ISBN 978-4-299-00099-6